赵绍琴亲传医学全集

# 赵绍琴临证400法

赵绍琴◎著

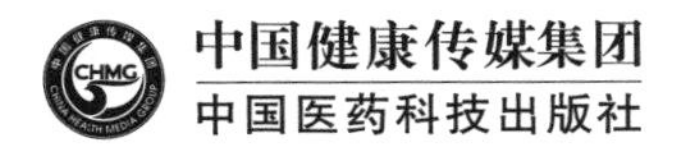

## 内容提要

本书介绍内、妇、儿（57种病证）及温病的404种治法。诸病以内科为主，理、法、方、药齐备。每病之下各出治法若干，如消渴一证列有治法7种，其后方随法立，药因法用，充分地体现了赵绍琴教授重视立法、依法疗病的学术特色。赵老临证不套用前人之方，书末所附8首丸散膏方即赵老多年临床治疗慢性病的有效之方。该书可供中医及中西医结合临床工作者学习参用。

**图书在版编目（CIP）数据**

赵绍琴临证400法 / 赵绍琴著 . — 北京 ：中国医药科技出版社，2018.12
（2025.2重印）（赵绍琴亲传医学全集）
ISBN 978-7-5214-0521-7
Ⅰ . ①赵… Ⅱ . ①赵… Ⅲ . ①中医临床—经验—中国—现代 Ⅳ . ① R249.7

中国版本图书馆 CIP 数据核字（2018）第 239466 号

**美术编辑** 陈君杞
**版式设计** 也 在

出版 **中国健康传媒集团** | 中国医药科技出版社
地址 北京市海淀区文慧园北路甲 22 号
邮编 100082
电话 发行：010 - 62227427 邮购：010 - 62236938
网址 www.cmstp.com
规格 710 × 1000mm $^1/_{16}$
印张 9 $^1/_2$
字数 138 千字
版次 2018 年 12 月第 1 版
印次 2025 年 2 月第 5 次印刷
印刷 河北环京美印刷有限公司
经销 全国各地新华书店
书号 ISBN 978-7-5214-0521-7
**定价 35.00 元**

**版权所有 盗版必究**
举报电话：010-62228771
本社图书如存在印装质量问题请与本社联系调换

获取新书信息、投稿、为图书纠错，请扫码联系我们。

# 编写说明

余侨居海外三十载，仍遵先父所嘱，承祖训，推中医，惠天下百姓。恕余偏居一隅，未能逐一复习先父遗作，更无暇审视，以致先父遗作出版近二十年来，各种版本混杂不明，读者竟无所依。余愧对先父和读者多矣。

感谢中国医药科技出版社中医药编辑中心，首次对先父遗作进行了系统、准确和全面的重新校正和编辑，名为《赵绍琴亲传医学全集》，我颇感欣慰。本丛书共6册，包括《赵文魁御医脉案》《赵绍琴浅谈温病》《赵绍琴温病论》《赵绍琴临证400法》《赵绍琴内科学》《赵绍琴临床经验辑要》。现作一简要说明。

《赵文魁御医脉案》一书由《文魁脉学》和《赵文魁医案选》汇编而成，分为“文魁脉学”“御医脉案”及“附”三部分。《文魁脉学》和《赵文魁医案选》两书中原有的两个爱新觉罗·溥杰所作的序和先父的自序皆保留，不作修改。另外，在保持内容完整性的基础上，对两书的内容做了以下改动：①将《文魁脉学》原书之“文魁脉学概述”“文魁脉学脉诊八纲”列入“文魁脉学”部分；②将《文魁脉学》之“文魁脉案选要”和《赵文魁医案选》之所有医案合并列入“御医脉案”部分；③“御医脉案”部分根据所记载脉案的特点，对相关脉案进行了重新排列组合，分列为“宫廷外部脉案”及“宫廷内部脉案”，删去了原来两书中重复的医案；④将《赵文魁医案选》之“先父赵文魁学术思想简介”“附：清代太医院考”列入《赵文魁御医脉案》之“附”。

《赵绍琴浅谈温病》是由《温病浅谈》删掉“温病治验提要”而成书。另外，《赵绍琴浅谈温病》先父写的前言、《赵绍琴临证400法》及《赵绍琴临床经验辑要》先父的自序、《赵绍琴内科学》吕炳奎先生的序和先父的自序皆保留不作修改。

《赵绍琴温病论》由《温病浅谈》中的“温病治验提要”和《赵绍琴温病讲座》汇编而成，分为“温病治验提要”和“温病讲座”两部分。“温病讲座”从第三讲开始，附有二维码，可以扫描观看先父讲授温病的视频。这些视频是由北京中医药大学电教中心于1986年春录制的。遗憾的是，录像是从第三讲开始录制，缺少第一、二讲的视频。庆幸的是，录制了从第三讲到第十一讲共计九讲的授课现场视频，约近20小时，难能可贵。在此，向北京中医药大学表示衷心的感谢。

先父作古后，所出先父遗作，均未经家人审定，谬误遗漏难免。众所周知，先高祖父赵永宽乃晚清太医院御医，先祖父赵文魁为清末太医院使（院长）。故谢天恩，先父幼承家训，继从祖父三位门人：即20世纪30年代的北京四大名医之一汪逢春、太医院御医（恩粮）韩一斋和太医院御医（八品吏目）瞿文楼三位师兄名家临床研习，乃成一代中医巨匠！一生诊治救人至善，授业后学诚心。

有私下揣测者疑：既从学汪、韩、瞿三老，先父必是三老学生，此惑谬矣。盖此误源于不详国医、国术、国画、戏剧、曲艺等中国传统技艺的传授方式并非仅师授徒一种，尚有“代师收徒”“弟从兄学”等其他授业形式。

先父遵祖父命，分从同门同师的汪、韩、瞿三位师兄临床研习，正是“弟从兄学”授业矣。在先父遗作中，除仓促成书而致个别字误外，先父从未称三老为师而代以先生，示心中恭敬感激。先父且尚存汪逢春先生的两份称“绍琴师弟”手书原迹及其余老的手迹和证词，足证在祖父面前，汪、韩、瞿三老与先父为同师同辈师兄弟也。

有异议者谓“绍琴师弟”称呼，有出于谦恭礼貌而称兄道弟的可能。此谓大谬！谦恭礼貌称弟为兄者，仅限同辈平辈，绝不可越辈分而为！倘称叔侄为兄弟者，属僭越辈分的无知无礼，忤逆无道！终究“君君、臣臣、父父、子子、夫夫、妇妇”之序不可乱纲常伦理也。

汪、韩、瞿三老乃深通纲常伦理之礼仪雅士，不会误称侄为弟，违史实而贻笑众人。

余借此次出版机会，代表赵绍琴家族全体，在此申明先父的师承源流。

**赵民华**

**2018年写于意大利**

# 自　序

相传《本草》始于神农，《汤液》肇自伊尹，仲景以亚圣之才广论《汤液》为数十卷，其传于世者有《伤寒论》一百一十三方，为众方之祖。此后历代医家经验良方流传于今者何止万千！古人云：若执方以疗病，恐古方今病不相能也。故近代医家临证之际，多以信手拈药，名曰随证治之，或效或不效，皆如过眼烟云。细观近代诸家医案，可知此言之不虚。如此头痛医头，脚痛医脚之对症下药，则辨证论治之精髓何在？中医之理论法度何在？故知此风之不可长也。

余于临床亦不喜套用前人成方，而以自出机杼者居多。然每治一证，必立法于前，法立而后方药系之。余之重视立法，得益于家传师授。先父文魁公供职清末太医院，为一品院使，后又出任北京中医学社名誉社长。其治病以立法严谨著称于世。余自幼从父学医，未及弱冠即悬壶京师。后又受到御医韩一斋、瞿文楼和京都名医汪逢春的指点。此三先生医技高超，特色各异，而重视立法则其所同也。尝观其临床脉案，必明其脉舌色症若何，病因病机若何，而后确立治法，何者为主，何者为辅，何者主治，何者兼治，一一详明，而后遣药组方，无不与病情丝丝入扣矣。宛如大将将兵，指挥若定，旌旗所向，稳操胜券矣。故法者，所以论治者也。理寓于法中，法合于病机，方随法而立，药因法而用。辨证之精审，于法中可见，用药之奥妙，赖法以指挥。法之作用，固不可忽视，法之运用，又在乎医人也。

余自受业以来，临床论病立法，依法疗病，循研此道凡60年，历久而小有所得。或一病而有数法，或数证同用一法，病虽有万变之态，唯立法即能御之。同病异治、异病同治之妙，于立法中便见分晓。诸法用之既久，颇有得心应手之妙。遂于临证之余暇，挥毫操觚，时时小记，日积月累，纸可盈尺。讵料十年动乱，一场浩劫，几番查抄，致令多年心血化为乌有，思之不胜寒心。医虽小道，却可活人。余得家传师授之技，屡用有验，岂可失传于余手中！故虽身处逆境而不避嫌疑，昼夜追忆，偷隙笔端，更将临证治要一一厘出，然较前所集者，仅得十之三四耳。然则，所论皆证治要诀，决无片语虚浮。盖当时之计，欲将此存留以传子女，仅此而已。岁月流逝，日出天晴，时值 1977 年，余受命出任北京中医学院基础部温病教研室主任。同室老师追随左右，得见此稿，无不鹊跃，竞相参与，整理成书，先于校内印发，同仁亲朋索之者颇多，书罄之后，敦促付梓之声不绝于耳。今余年届八旬，垂垂暮年已至。谨遵友人之嘱将书付梓，仍以《四百法》名之，以示循法以求治之意。先父文魁公、韩兄一斋公、瞿兄文楼公、汪兄逢春公授余之技，并余平生心得，尽在兹集中。今将公之于世，传之于后，余愿足矣。

赵绍琴

1996 年 3 月

# 目录

## 妇科证治 129



## 儿科证治 136

# 内科证治

## 感冒（五法）

感冒一般分为二类：一类是普通感冒，一类是流行性感冒。中医把流行性感冒又称之谓“时行感冒”。普通感冒和时行感冒只有轻重之分，流行大小之别。正如俞根初所说：“冒寒小疾，但袭皮毛，不入经络。重型感冒，处理不当，变化较多。”临床上以恶寒、发热、咳嗽、头痛、鼻塞或流清涕、打喷嚏为主，病变主要在肺。病因有风、有热、有寒、有湿。治疗感冒初起大致有下列五法。

### （一）辛温解表，宣肺止咳

风寒外袭，皮毛受邪，内合于肺，发为咳嗽，表邪闭塞，卫气不通，故恶寒头痛，周身酸楚，发热无汗，鼻塞涕多，咳嗽咽痒，舌苔薄白，脉象浮紧。治疗用辛温以解风寒，宣肺而止咳嗽。

苏叶 6g，前胡 6g，杏仁 10g，羌、独活各 3g，秦艽 6g。

【加减法】若风寒较重，恶寒体痛较甚，而舌淡白，咽无红肿疼痛时，可加重苏叶之量。如素体血压不高，可用麻黄 1~2g、桂枝 2~3g。服汤药后，可饮稀热粥以助药力。若其人素体阳虚，又夹风寒外袭，根据体质情况，可用桂枝汤或葱豉汤。

### （二）辛凉清化，苦甘泄热

外感风热时邪，热郁于内，发热口干，微恶风邪，头胀，时有微汗，或汗出不彻，咳嗽气呛，咽干而痛，溲黄便秘，甚则衄血，舌红，苔薄黄，脉象浮数。

薄荷（后下）3g，前胡 6g，大青叶 12g，板蓝根 12g，银花 15g，连翘 15g，鲜茅芦根各 30g，炒山栀 6g，黄芩 10g。

【加减法】若头痛甚者，可加桑叶 10g、菊花 10g、川芎 3g。若咳嗽较重者，加杏仁10g、桔梗6g。若见高热、头痛、口渴、心烦、舌红苔黄之重证者，可加黄芩10g、生石膏（先煎）15g、知母10g、花粉10g，使热退津回。若兼见衄血者，再加生地10g、丹皮10g。

### （三）芳香祛暑以定其呕，苦以泄热兼止其汗

夏季外感，多属暑邪，暑伤元气，暑多夹湿，故头晕身热，有汗不解，甚则汗出较多，心烦口渴，胸闷乏力，漾漾欲恶，小便短赤，舌苔薄白，脉多濡数。用芳香以祛暑，苦甘以折热。

鲜藿香（后下）6g，鲜佩兰（后下）10g，马尾连10g，竹茹10g，鲜芦根30g，灶心土（布包）30g，川厚朴6g，前胡6g。

【加减法】若口干欲饮较重者，加生石膏（先煎）20~40g。若呕吐较重者，加玉枢丹1~1.5g研细末，以佛手10g、生姜6g煎汤送下。若汗出过多，心烦气短者，加生黄芪15g以益气止汗。若汗多阴伤者，必须急用甘寒增液之品，以复其阴而兼折虚热。

### （四）芳香疏化以定其呕，苦温淡渗而祛湿邪

感冒夹湿，头目沉重，身热不扬，恶寒，周身酸软，口淡无味，胸闷如痞，时或恶心呕吐，腹胀便溏，舌苔滑腻，脉来沉濡。可用芳香宣阳定呕，苦温淡渗祛湿。

鲜佩兰（后下）6g，鲜藿香（后下）6g，大豆卷10g，苏叶6g，草豆蔻3g，马尾连10g，冬瓜皮30g，厚朴6g，姜半夏10g。

【加减法】若呕吐较重者，加生姜汁2~3滴冲于药内。

### （五）辛凉清解以宣肺卫，苦寒泄热而利其咽

外感时疫，发热咽痛，甚则咽喉溃烂，或生白膜，兼有头痛、微恶风寒者，可用此法。

桑叶6g，薄荷（后下）3g，川贝母10g，桔梗6g，生草6g，银花10g，锦灯笼10g。

外吹锡类散，1日4次。

【加减法】若头痛重而微恶风寒者，可加牛蒡子6g、蝉蜕6g以疏风透表。若发热咽痛重者，可加蒲公英10g、大青叶10g、板蓝根10g。

# 咳嗽（八法）

有声无痰为咳，有痰无声叫嗽，痰声俱有是咳嗽。咳嗽主要病位在肺。但是机体各部位之疾病都能影响到肺而成咳嗽。正如《素问·咳论》所说："五脏六腑皆令人咳，非独肺也。"归纳起来，咳嗽一证不外由外感与内伤两个方面而生。

## 外感咳嗽

### （一）疏散风寒，肃降止咳

感受风寒，头痛鼻塞，发热恶寒，咽痒作咳，痰多稀薄，一身无力，舌苔薄白，脉浮略紧。用疏散风寒，肃降止咳法。

苏叶 6g，苏子 10g，前胡 6g，杏仁 10g，百部 10g，紫菀 6g，陈皮 10g，炒牛蒡子 5g。

【加减法】若风寒较重，体痛脉紧，舌苔滑白且润，加用麻黄 3g、桂枝 6g。若素体阳虚，湿邪中阻，脉濡胸闷，方中加用干姜 3g、细辛 1.5g、茯苓 20g 以化其寒湿。若老年体弱，脉沉细弱者，可加党参 3~6g 以补肺气而解风寒。

### （二）疏散风热，兼以止咳

风热致咳，烦热口渴，咽红干疼，小溲黄赤，大便干结，舌红痰稠，脉象滑数。用疏散风热兼以止咳法。

桑叶 10g，前胡 6g，浙贝母 10g，黄芩 12g，薄荷（后下）1g，芦茅根各 30g。

【加减法】风热初起，似有恶寒时，可加炒山栀 5g、苦桔梗 6g。风热加重，咽红肿痛，脉象滑数有力，可加生石膏（先煎）15g、瓜蒌 30g、大青叶 20g、连翘 10g。风热化火，咳嗽痰稠黏者，方中去桑叶、薄荷，加知母 6g、桑白皮 10g、地骨皮 10g、黛蛤散（布包）10g。火热化燥，干咳，痰中带血者，加沙参 10g、麦冬 10g、生海石 15g、竹沥（冲）30g。

### （三）泄火清金以定其咳，甘寒增液兼缓其燥

风热化火，咳呛咽干，痰黄稠黏，甚则痰中带红，口渴思饮，舌绛干裂，脉象滑数。宜用泄火清金法。

苏叶、苏子各 3g，生石膏（先煎）15g，杏仁 10g，黄芩 12g，麦冬 12g，

瓜蒌仁 30g，芦根 30g，知母 6g。

【加减法】若热盛阴伤，咳损肺络而见红者，加凉血育阴之品，如茅根 20g、小蓟 10g、蒲黄 10g、丹皮 10g、赤芍 10g、生地 15g。若热势重而化燥者，必当加入甘寒增液之品，以润其燥，加瓜蒌仁 30g、郁李仁 10g、火麻仁 10g、杏仁 10g，桃仁 10g。

## 内伤咳嗽

### （四）甘寒育阴以折邪热，清燥救肺而止咳嗽

素体阴虚，或内热日久，肺阴受灼，干咳连声，痰不易咯，口鼻发干，舌红，苔干略黄，脉象细小沉数。用甘寒育阴润燥方法。

沙参 12g，天麦冬各 10g，生石膏（先煎）15g，杏仁 10g，炙杷叶 12g，生海石 12g，黛蛤散（布包）12g，梨皮 2 个，川贝母（研冲）3g。

【加减法】若燥热阴伤，火势甚重者，加花粉 10g、知母 6g、瓜蒌皮 20g、阿胶（烊化）10g。若阴虚早期，可用养血药为主，如白芍、旱莲草、女贞子、生地黄、首乌藤等。

### （五）养阴润燥以止咳嗽，扶羸增液兼退骨蒸

肺阴不足，咳嗽时间较久，两颧发红，干咳少痰，或带有血渍，喉干嘶哑，形体削瘦，夜间口干，五心烦热，烦躁梦多，舌红且干，脉象细弦小数。用养阴润肺法。

银柴胡 6g，白芍 12g，炙鳖甲（先煎）20g，地骨皮 12g，川贝母 10g，沙参 12g，天、麦冬各 10g，知母 6g。

银柴胡一般用鳖血拌，阴虚内热较重时，可加青蒿梗 6g、生地黄 20g。《内经》指出："精不足者，补之以味"。此时，患者已精血大亏，但只用药物治疗不够，必须加强营养，补以高蛋白食物。并宜坚持晨起锻炼，呼吸新鲜空气。

### （六）养肺阴，清虚热，肃降止咳；滋肝阴，调木郁，从本治疗

血虚木郁已久，阴分早伤。阴虚阳必亢，亢则化火灼阴。心烦，干咳无痰，舌红便干，脉多细弦数。此属内热阴伤，必须清虚热以养肺阴，滋肝阴而调木郁。

前胡 6g，柴胡 6g，沙参 12g，生石膏（先煎）12g，花粉 12g，川贝 10g，

白芍 12g，石斛 12g，知母 6g。

【加减法】若木郁较重，大便干结，夜梦纷纭，舌绛起刺，必当先泄肝热，加川楝子 10g、蝉蜕 3g、僵蚕 10g、芦荟 3g、黛蛤散（包）6g。俟肝热减，大便通，夜寐安，再行前法。

### （七）补肺气而益其中，纳肾气以定其喘

肺气不足，脾气也虚，肾不纳气，金水不能相生，短气乏力，中脘堵满，面色萎黄，食少便溏，舌胖边有齿痕，滑润液多，脉象虚微。此肺肾两虚之证，用补中益气汤加都气丸二方化裁治之。

炙黄芪 12g，党参 12g，白术 12g，陈皮 6g，半夏曲 12g，柴胡 6g，生牡蛎（先煎）15g，诃子肉 15g，五味子 10g，钟乳石 12g。

本病最畏夹有新感，往往新感与痼疾同病，比较复杂，治疗必须表里两顾方可。

【加减法】若属肾气虚为主，熟地、仙茅、淫羊藿等药可用。酸甘温的药物，如枸杞子、山萸肉等亦可酌用。古人有用芡实、蛤蚧粉等味者。也可考虑用鹿胎膏、金樱子膏、紫河车粉等。

### （八）温阳以化其水饮，运脾则肺肾得安，喘咳自愈

脾主运化，肺主布津。脾阳不运，则肺阳虚弱，水湿内停，气机升降失灵，以致水饮不能气化，上犯于肺，成为饮邪。本病特征：病程长，朝暮重，面多光亮，四末见浮肿，痰稀白，咳嗽气呛如水鸡声，有憎寒，舌胖润，苔白滑，脉沉细。可用温寒化饮方法，如小青龙汤、苓桂术甘汤等。

干姜 6g，桂枝 6g，麻黄 3g，白芍 10g，细辛 3g，甘草 8g，半夏 15g，五味子 10g，茯苓 15g，生牡蛎（先煎）20g。

临床上我们常用此方，但必须有水饮见证。其鉴别关键在于舌、脉、面色、咳呛等方面。若初起有热象，而见口干渴者，可加生石膏之类。

若正气不足者，可酌加甘温益气之品。

若肝热而见痰黏时，可加蛇胆陈皮末 1~2 支冲服。

## 喘哮（七法）

呼吸急促，张口抬肩谓之喘；喉间有声，阵发性呼吸困难，反复发作，谓之哮。哮证多兼喘，而喘证不一定全兼哮。一般地说，冷哮多属肺中有寒；热

哮多为膈上有热。实喘者邪气盛；虚喘者正气虚。叶天士认为："在肺为实，在肾为虚"。乃经验之谈。

### （一）疏解风寒以宣肺气，温化水饮而定其喘

风寒之邪从皮毛而入，内合于肺，肺气不得宣降，导致胸满咳喘，甚则汗出，头痛恶寒，痰多稀薄，发热不渴，周身酸楚作痛，舌苔白腻，脉象浮紧。用宣肺化饮定喘方法。

麻黄1.5g，桂枝1.5g，杏仁10g，半夏9g，苏梗6g，苏子6g。

【加减法】若体质尚可，无麻黄过敏反应，血压不高者，可加重麻黄用量。如对麻黄过敏，或血压较高者，去麻黄用苏叶3~6g。若水饮中停者，加干姜3g、茯苓10g以温化寒饮。

### （二）宣肺气以解表邪，泄其热肃降定喘

风热外袭，内迫于肺，肺失肃降，喘满痰多，阵阵寒热，苔白口渴，两脉滑数。当以宣肺泄热，肃降定喘法。

苏叶6g，苏子3g，前胡6g，杏仁10g，生甘草3g，生石膏（先煎）12g。

【加减法】若脉象弦实，痰黏胸痛者，加甜葶苈3g、旋覆花（包）10g。若痰多发黏，脉象滑数者，加苏子10g、莱菔子10g、白芥子6g。如痰黏且稠时，考虑按燥热方法治疗。

### （三）甘寒育阴，润燥平喘

燥热上迫于肺，咽痛口渴，心胸烦热，痰多稠黏，溲黄便结，咳喘胸痛，舌红苔白且干，脉象滑数。可用泻白散、清燥救肺汤合法。

沙参15g，麦门冬10g，玉竹10g，阿胶（烊化）10g，知母6g，生桑皮10g，地骨皮10g，川贝母（研冲）3g。

【加减法】若热盛似火者，甘寒之品当加重用之。若痰胶黏如块者，当加海浮石20g、生牡蛎（先煎）20g、海蜇15g、荸荠（打汁）10枚、黛蛤散（布包）12g。若大便干燥有血者，加白茅根30g、赤芍10g、炒地榆10g、小蓟15g、瓜蒌仁30~40g。燥热渐减，脉渐细弱，舌红转浅，舌上津回，可以养血育阴为主，加白芍15g、生地黄20g、旱莲草10g、女贞子10g。

### （四）化痰兼以降逆，泄肺求其喘平

湿痰素盛，消化欠佳，胸膈满闷，咳嗽喘急，痰多白黏，大便不畅，苔垢且厚，脉象濡滑略弦。用化痰泄肺，肃降平喘法。

苏子 10g，莱菔子 10g，白芥子 6g，甜葶苈 6g，冬瓜子 30g，大红枣 5 枚。

【加减法】若体质薄弱，气分又虚者，可将药量减轻，并加二陈汤以理气化痰。若表邪未清，或有寒热往来者，加苏叶 6g、茅根 20g。若有食滞，苔黄垢厚时，加焦三仙各 10g、保和丸（布包）15g。

### （五）宣肃降逆，泄热祛痰

风寒留恋未解，胸闷痰热胶固，气喘声重，痰稠难咯，舌苔垢厚质红，溲黄口干，脉象滑数，略有浮象。宜用降气化痰方法，用定喘汤加味。

苏子 10g，半夏 10g，陈皮 10g，杏仁 10g，黄芩 12g，前胡 6g，款冬花 10g，生海石 12g，生蛤壳 30g。

【加减法】若上实较重，痰浊不清，可加苏子、莱菔子、白芥子、冬瓜子以消痰利气。若热盛痰稠者，加黛蛤散（布包）12g、川贝母粉（冲）3g，重者加礞石 12g、大黄 1~3g。若体质薄弱，痰多胶黏者，可用蛇胆陈皮末 1~3g 冲服。

### （六）补肺益气以定虚喘，甘酸育阴求其成寐

肺气不足，呼吸短促，言语乏力，跗肿肢冷，咽喉不利，夜不能寐，舌胖嫩腻，脉象微弱。用补益肺气方法。

人参（研粉、冲；或党参 6g 入煎）3g，麦门冬 10g，五味子 10g，诃子肉 10g，芡实米 12g，茯苓 12g。

【加减法】若肺虚有热者，可将人参改用沙参（或西洋参 10g 口含）30g，加黄芩 10g、知母 6g。若病人素体肾气不足时，加熟地 10g、蛤蚧尾 1 对（研细末，装胶囊送下）。

### （七）摄纳肾气，以定喘咳

素体肾虚，或久喘肾气失于摄纳，动则气不接续，腰痛乏力，喘咳咽痛，手足心热，舌体胖，边有齿痕，脉微细而无力。此肾气不纳，肺气亦虚，用摄纳肾气方法以定喘咳。

党参 6g，熟地 15g，茯苓 15g，五味子 10g，芡实米 15g，诃子肉 10g，胡桃肉 10g，生牡蛎（先煎）30g，白芍 15g，黑锡丹 3g（分 2 次服，此药有毒，不可量大，慎用之）。

【加减法】若病者有内热时，将党参改用沙参 30g，熟地改用生地 12g。若有外感时，方中加苏叶 3g、杏仁 6g、炙杷叶 10g 以宣阳开肺。若肺肾久虚时，可加人参粉 1g、蛤蚧（研冲）1g。

## 痰饮（九法）

痰为稠黏之饮，饮为清稀之痰，二者皆因脾胃运化失职，水饮内停而致病。痰与饮同出一源，本同标异。前人认为：痰属阳多热，饮属阴多湿。今分痰与饮两方面讨论如下。

### （一）疏风解表，宣肃化痰

痰湿内蕴，风邪外袭，胸胁满闷，时或烦躁，咳痰清稀，多是泡沫，时时恶风汗出，面部发青，舌苔白腻，脉象弦滑。用疏风解表，宣肃化痰方法。

前胡 6g，浙贝母 12g，紫菀 6g，杏仁 10g，陈皮 10g，半夏 10g，南星 10g，钩藤 10g。

【加减法】若表邪未解，尚有寒热，甚则头项强痛，必须重用疏表，方中加苏叶 6g，或麻黄 3g、葛根 6g。若痰多苔厚，可加化痰之品，佐以消导，并须注意饮食。

### （二）苦泄其热，肃降化痰

痰热蕴肺，心烦，口干思凉，面赤唇焦，阵阵汗出，咳嗽，痰稠成块，甚则痰黄，大便干，小溲黄少，舌红苔黄根厚，脉洪滑数。用苦泄其热，肃降化痰法。

黄芩 12g，栀子 10g，前胡 6g，生石膏（先煎）25g，杏仁 10g，莱菔子 12g，冬瓜子 30g，瓜蒌 30g，大黄 6g，芦根 30g。

【加减法】若属痰热较重，或兼肝热阴伤之时，可加黛蛤散（布包）3g，或青黛（冲服）3g。若属痰实火热，当加苏子 10g、莱菔子 10g、白芥子 6g，或再加葶苈子 3~6g 以泄肺热。

### （三）甘寒育阴以滋其燥，苦甘泄热兼祛痰火

阴虚热盛而成燥痰，痰火郁热为时已久，肺阴受伤，气粗喘促，痰白成块，或胶黏如米粒，舌瘦质红尖绛，脉象细弦小数。用清燥救肺法。

沙参 15g，麦冬 12g，生桑皮 12g，地骨皮 12g，玉竹 10g，生海石 12g，黛蛤散（布包）12g，旋覆花（布包）10g，风化硝（冲）1.5g，瓜蒌霜（布包）18g。

【加减法】若肺热较重，可加黄芩 10g、苏子 10g、冬瓜子 30g、甜杏仁

10g。若属肺阴不足，阴虚热灼，干咳痰稠而少，甚则痰中带血，加阿胶（烊化）10g、远志 10g、天冬 10g、南百合 10g、白芍 15g。

### （四）宣肺气以化痰湿，和其胃清肃止咳

体肥面白，湿邪素盛，痰湿不化，肢体沉重，嗜卧乏力，脘腹胀满，咳嗽，朝暮为甚，舌苔白腻，脉象滑濡。用宣肺和胃，化痰肃降法。

苏梗 10g，半夏 10g，橘皮 10g，枳壳 10g，白术 6g，远志 12g，茯苓 12g，炙草 3g。

### （五）温阳散寒，以祛寒饮

寒饮乃中阳不足，命火式微，火不生土，水湿不化而致。症见面色黧黑，四末欠温，心虚且悸，痰多清稀味咸，舌胖润滑，脉象沉迟。用温阳化饮方法，苓桂术甘汤加桂、附、吴萸。

茯苓 30g，桂枝 10g，白术 12g，甘草 10g，肉桂 3g，淡附片（先煎）6g，淡吴萸 10g。

【加减法】若药后中阳渐复，寒饮渐化，可改用桂附八味丸以缓温之。若湿邪较重时，用补中益气丸加二陈丸，长期服用。都气丸亦可试服。

## “四饮”治法

水饮停留，积而不化，停于胁下为悬饮；饮溢四肢为溢饮；上阻胸膈为支饮；下流肠间为痰饮。

### （六）宣肺降气，攻饮逐痰

悬饮者，水在胸胁之内，如物悬挂，呼吸咳唾都能引起胁下疼痛，脉沉弦。患者体质比较强实者，可用攻饮方法，如十枣汤。

旋覆花（包）10g，苏子 10g，莱菔子 10g，白芥子 3g，芫花炭 3g，当归须 4g，乳香 2g。

### （七）逐饮除湿，通阳退肿

溢饮者，饮水流行，归于四肢，当汗出而不汗出，身体痛重。此属水饮泛滥，寒邪外来，闭其孔窍，故当用汗法。

若内外俱寒者，用小青龙汤加减。

麻黄 3g，桂枝 6g，杏仁 10g，炙草 3g，干姜 3g，白芍 10g，细辛 3g，半夏 10g，五味子 3g。

若外寒里热者，用大青龙汤化裁。

桂枝 10g，麻黄 3g，杏仁 10g，炙草 3g，生石膏（先煎）30g，生姜 3g，大枣 3 枚。

（八）温散水饮，兼以泄肺

支饮者，是水饮停积心下，支撑于肺。可用温散水饮兼以泄肺方法。

苏叶子各 5g，杏仁 10g，前胡 6g，半夏 10g，细辛 3g，五味子 3g，甜葶苈 3g。

【加减法】若肺气不宣，胸闷喘满，可加麻黄 3g 以宣肺开郁。

（九）温阳化饮，兼定眩晕

痰饮者，阳气不足，水停不化，水走肠间，沥沥有声，胸胁支满，目眩气短，苔白滑润，脉见沉弦，或沉缓而滑。可用温阳化饮方法，苓桂术甘汤加减。

茯苓 30g，桂枝 10g，白术 12g，炙草 10g，半夏 10g，陈皮 10g。

## 肺痿（三法）

肺痿是肺叶萎枯的疾病。《金匮要略》曾指出其病因为：“或从汗出，或从呕吐，或从消渴，小便利数，或从便难，又被快药下利，重亡津液，故得之。”意思是说，不论哪种原因，全是由于津液过度伤耗而致病。

（一）宣肺气以畅胸阳

肺痿的原因比较复杂，但不论是哪种原因，凡属功能障碍而导致肺气不宣时，皆可用宣肺气的方法，令气道通利，胸阳畅达，则痿自愈矣。

麻黄 3g，杏仁（后下）10g，浙贝母 12g，旋覆花（包）10g，郁金 6g，菖蒲 6g，苏梗 10g。

【加减法】若脉濡或虚弱无力，可于方中加太子参 3~5g，以助肺气。若舌红口干，脉象弦细时，可于方中加南沙参 10g、生黄芪 6g。

（二）清肺润燥，以缓其痿

由于热在上焦，肺中津液不足，而致肺痿呼吸不利，干咳，或吐白沫，口干舌红，脉弦细而数。可用清润肺燥方法，而使肺气得复。

苦桔梗 10g，生甘草 10g，天、麦冬各 10g，北沙参 10g，川贝母粉（冲）

3g，百合 10g。

用清肺润燥方法，使其肺中津液恢复，津液充足则肺痿可逐渐好转，此外，又须配合深呼吸或适度锻炼。

【加减法】若肺气不足时，可加气阴双补的药物，如西洋参（口含）10g，南、北沙参各（入煎）10g。

（三）补肺气，滋肾阴，使其金水相生

肺痿属于肺气不足者，多见咳嗽气短，动则尤甚，痰多白沫，食纳减少，脘腹胀满，苔薄白质淡，脉濡弱。可用补肺气，滋肾阴方法，使金水相生，肺痿自复。

熟地 15g，党参 10g，黄芪 10g，白术 10g，芡实 10g，甜杏仁 10g，炙甘草 10g。

【加减法】若老年体衰，或中阳不足，脉沉濡，舌淡苔腻者，可加红人参（另煎兑）3~5g，或人参粉 6g，分 3~4 次吞服。肺痿的病人，必须检查原因。除药物治疗外，物理疗法亦当注意，可令患者每天散步，适当运动，以锻炼肺活量，这种辅助治疗，是很有益处的。

## 肺痈（四法）

肺痈是肺脏生痈之证候。其起因很多，外感风热，内蕴日久；饮食厚味，消化不佳；素嗜饮酒等，都能导致热蕴于肺，久则生痈化脓。肺痈的症状，主要是咳嗽，胸痛，吐脓血痰，味腥臭。兹按三个阶段分述于后。

（一）辛凉清解，肃降化痰

外感风热，内迫于肺，肺热不清，身热头晕，微有寒热，咳嗽咽干，胸膺作痛，痰多黄稠，舌红苔腻，脉象滑数。用辛凉清解，肃降化痰法，仿桑菊饮、银翘散方意化裁。

薄荷（后下）3g，前胡 6g，浙贝母 12g，杏仁（后下）10g，苏子 10g，黄芩 10g，生石膏（先煎）12g，鲜茅、芦根各 30g。

【加减法】若上焦风热较重时，去生石膏，加白蒺藜 10g、桑叶 10g、菊花 12g。若由痰浊肝火上冲，痰黄黏稠，头眩时，加晚蚕沙 10g、冬瓜子 20g、黛蛤散（布包）10g。若内热较重，舌红口干，咽红且痛时，加银花 10g、连翘 10g、大青叶 10g。若舌苔黄厚，肠胃滞热者，加焦三仙各 10g、花槟榔 10g。

（二）泄热化湿，清肃消痰

肺热痰湿互阻不化，咳喘不平，胸胀且痛，咳嗽，吐痰黄黏，舌红苔腻根厚，脉象滑数有力，两寸尤盛。必须清泄肺热，化其痰湿，仿葶苈大枣泻肺汤及皂角丸意化裁之。

甜葶苈 6g，前胡 6g，黄芩 10g，桑白皮 12g，皂角 6g，苦桔梗 10g，生甘草 6g，银花 15g，川贝母粉（冲）3g，醒消丸（分服）6g。

【加减法】若表气未宣时，仍宜加疏解表邪之品，如苏叶、豆卷，甚则荆、防皆可用之。热郁已成，必须以清化痰浊为主。若胃肠有滞热者，当先清泄，可于方中加银花 15g、连翘 10g、大青叶 10g。胃肠湿滞，舌苔黄垢根厚时，必以苦泄清化为主，方中加黄连 6g、栀子 10g、焦三仙各 10g。热渐入营，舌绛口干，唇红心烦者，当加凉血泄热之品，药如鲜茅根 30g、赤芍 10g、白头翁 10g、炒地榆 10g。若大便干结者，可加大黄（后下）3g。

（三）清化痰热，活血化瘀

肺热蕴久，咳嗽，痰吐黄稠，其状如脓，臭秽难闻，身热烦躁，胸痛，夜寐不实，溲黄，大便不畅，甚则皮肤近似甲错，舌红口干，脉象弦滑而数。必以清化痰热，活血化瘀方法。

鲜苇茎 80g，冬瓜子 30g，桃仁 6g，薏苡米 30g，鱼腥草 30g，甜葶苈 3g，黄芩 10g，皂刺 3g，银花 30g。

犀黄丸（分服）6g。

【加减法】若病人湿邪较重时，可于方中加些风药，以风能祛湿，但量不宜多，防其助热。热毒较重者，加蚤休 10g、连翘 10g、赤芍 10g、花粉 10g。热郁在气分不解时，加杏仁 10g、防风 6g、板蓝根 10g。若湿热较重，舌苔老黄糙垢时，仍宜通泄折热方法。尤其注意饮食，忌荤、腥、蛋之类。

（四）甘寒育阴，活血通络

肺痈俟脓血吐净之后，痰已无味，咳嗽未止，形气瘦弱，低热不退，脉小弦细而数。热郁渐除，正气已衰，治疗改用甘寒育阴，活血通络方法。

南、北沙参各 30g，麦冬 10g，川贝母粉（冲）3g，苦桔梗 10g，生草 6g，生黄芪 12g，薏苡米 30g，赤芍 10g，地骨皮 10g，桑白皮 10g，丹皮 10g。

【加减法】肺痈溃后，余热不清，不可专用苦寒或解毒之品，必当调和气血，药如：银花 10g、白芍 6g、茜草 6g。若病人热郁已除而阴血不足，可于方中加四物：当归10g、生地10g、川芎6g、白芍10g。若正气不足，长期不能痊愈，可加黄芪至30g、当归10g。若有湿邪留恋时，加茯苓10g、扁豆20g、生白术10g、冬瓜皮30g。肺痈溃后，气血皆衰，既不可过用清凉，也须注意不可过补，恐其死灰复燃也。

## 喑哑（六法）

喑哑是发音嘶哑甚至不能发声的疾病，《内经》称之为“瘖”。中医的认识，喑哑证与肺肾关系密切，古人认为“金水互生，病在肺肾”，又云：“肺为声音之门，肾为声音之根。”及叶天士所说：“金实则无声，金破碎亦无声。”都是说明了这个道理。张景岳说：“喑哑之病，当知虚实，实者其病在标，因窍闭而喑也；虚者其病在本，内夺而喑也”。治疗可考虑从虚、实两方面进行。若声带生其他赘生物时，也能影响发音，那就应考虑手术。

### （一）宣散泄热，清咽利膈

风寒外袭，内热蕴郁，恶寒发热，头身疼痛，咽痒音哑，舌苔白腻略浮黄，脉象浮紧，按之数而有力。属内热外凉（俗谓“寒包火”），当用本法治之，仿甘桔汤。

苦梗10g，生甘草4g，牛蒡子6g，苏叶9g，前胡6g。

煎汤徐徐饮之，药宜温服。

【加减法】若风寒外闭较重，而内热不甚者，可于方中加重苏叶用量，若体痛甚者，加羌、独活各3g（内热的重轻，主要观察唇、舌的颜色，再参考其他兼证即可判明）。若内热偏重，舌绛唇焦，甚则便干溲黄时，可加连翘10g、忍冬花10g、芦根20g、茅根20g。若舌黄便臭，确实属阳明腑实，可酌加大黄（后下）1~3g。

### （二）疏解风寒，宣肺解喑

外感风寒，头痛体痛，恶寒发热，暴然音哑，舌苔薄白，脉象浮紧。急需用辛温药物以解表宣肺，俟寒解郁开则音自复。

苏叶10g，杏仁10g，前胡6g，荆芥6g，金沸草9g，芦根20g，细辛1g。

【加减法】若喑哑而兼咽痛者，不可投辛温之品，因有内热存在。喑哑早期，除用辛温解表法外，亦须喉部热敷，热敷又必须时间较长，约需30分钟左右，以宣通气血。因为是寒闭，所以用热敷。更重要的是，不可喝凉水，恐其凉而闭郁肺气。气机的宣透，非温不可，如果凉食、凉饮，都不利于肺气的宣散。注意饮食，在喑哑病亦特别重要，甜味的食物能壅塞气机，所以在喑哑喉闭的时候，一定禁忌。

（三）清肺化痰，解郁利咽

痰湿素盛，蕴久生热，痰热郁闭，肺气不能宣畅，音声重浊，甚则嘶哑，痰多稠黏，口苦喉干，舌苔黄腻，脉象滑数。可用清肺化痰，以利其咽。

前胡 6g，苦梗 9g，川贝母粉（冲）3g，知母 6g，牛蒡子 10g，菖蒲 10g，生海石 12g。

【加减法】若湿痰化热，痰热互阻，其人舌苔黄厚，甚则舌绛心烦，可于方中加苦泄清化之品，如黄芩 10g、黛蛤散（包）6g、苏子 10g、莱菔子 10g。若属食滞内蕴者，当以化积导滞为主，方中加保和丸（布包）15g，或焦三仙各 10g、鸡内金 10g、焦槟榔 6g、川军炭 6g。如热郁化火，以泻热为主，可选加地骨皮 10g、生桑皮 6g、甜葶苈 3g、白芥子 3g、全瓜蒌 15g、元明粉（冲）1g。但用药只选一二味即可，切不可多，酌情使用。

（四）养肺阴以润其燥，清肺金而解其喑

肺阴不足，津液耗损，口干咽燥，喉痒音哑，干咳无痰，舌红且绛，脉小数。用养肺润燥，清金解喑方法。

南、北沙参各 15g，天、麦门冬各 12g，生甘草 6g，生地黄 12g，凤凰衣 6g，玉蝴蝶 6g，阿胶（烊化）10g。

【加减法】若由感冒之后而致者，细审其因，是否有外邪留恋？若有风寒未解者，仍当酌加疏风之品，但量不宜重，药不宜多。切不可忘其外邪而单治阴虚，亦不可过用辛温而更伤其阴。若属其他慢性病之后而致失音者，也要考虑慢性病的本质。只有在单纯肺阴不足而咽失其润者才可用本法治之。

（五）滋肝血，养肾阴，求其音复

肝肾两亏已久，经常腰痛腿酸，虚烦不寐，咽燥音哑，舌瘦质绛苔少，脉细数。用滋养肝肾方法，以复其音。

生、熟地各 12g，山药 30g，山萸肉 10g，丹皮 10g，茯苓 10g，何首乌 30g，五味子 6g。

【加减法】若纯属少阴不足，咽喉失于濡养，脉象弦细，腰腿酸痛，盗汗遗精者，除用本方治疗外，仍需增加体力锻炼，呼吸新鲜空气，使其肾水上濡咽喉。用滋补药以前，必须细致地检查有无外邪存在。不然，用补之后反能增病。服滋养肝肾之品，体力逐渐恢复，而咽干音哑仍未复者，可于方中加诃子皮 3~5g 以敛阴复液，对喑哑证已久者有效。在重度喑哑时，保护声带非常重要，一定要求患者禁声，不准说话，防其增重。

### （六）活血化瘀，通络利音

本法是用来治疗生息肉、肿瘤及有癌变者，如是早期发现，可用活血化瘀之品，以祛其瘀滞，调畅气机，疏通胃肠，有助于机体升清降浊，可促其新陈代谢，改善血液循环。笔者认为：此类患者，应嘱其增加体力活动，多吸新鲜空气，如能每天打拳、散步、做一些轻微劳动，则更有利于病情好转。还需嘱咐患者，保持心情舒畅，饮食清淡，睡眠正常。总之，药物治疗与调养互相配合，往往收到较好疗效。

苦桔梗 10g，生、炙甘草各 10g，生、炒薏苡米各 30g，焦山楂 20g。

浓煎，分 6~7 次，徐徐饮之，每次不超过 20ml，温服或热服皆可。

【加减法】若胃肠消化欠佳时，嘱病人吃素，不宜过饱，尤应忌糖，并坚持散步。若瘀血较重，大便干结色深，面色暗黑，舌有瘀斑，可于方中加大黄粉 1~2g，每早服，服后无不良反应，可逐渐增量。大黄既能活血化瘀，又能健胃折热，余每用之，收效极好。

## 痨瘵（四法）

痨瘵是传染性疾病，古称“传尸”。《外台秘要》对痨瘵的病机、症状、治疗、预后、摄生等都论述颇详，并认识到其具有传染性。如《外台秘要·救急骨蒸之候》说：“初著盗汗，盗汗以后即寒热往来，寒热往来以后，即渐加咳，咳后面色白，两颊见赤如胭脂色，团团如钱许大，左卧即右出，唇口非常鲜赤。”这段文字，记载了痨瘵的典型症状。

痨瘵的主要表现，如：潮热、盗汗、咳嗽、咯血、失眠、消瘦、脉象细小弦数等，都是阴虚血少，肝热火旺的征象，所以喻西昌认为：“阴虚者十之八九”。兹将其辨证、立法述之于后。

### （一）养肺阴，润肺燥，清热止红

肺阴不足，阴虚内热，热伤肺络，以致咳嗽较久，两颧发红，干咳少痰，甚则痰中带血，咽喉嘶哑，形体消瘦，夜间口干，五心烦热，舌红少苔，脉细弦小数。可用养肺阴，润肺燥之法。

银柴胡 9g，白芍 12g，炙鳖甲（先煎）12g，地骨皮 12g，川贝母粉（冲）3g，沙参 15g，天、麦门冬各 10g，知母 6g。

【加减法】若阴虚肝热较重时，加鲜茅根 30g、鲜藕（连节）30g、干荷叶 10g，甚者可加羚羊角粉（冲）1g。若痰中带血，或咳血较多时，加青黛粉（冲）2g、云南白药（冲）1g，或加三七粉（冲）1~2g。方中可加鲜生地 30g、川楝子 10g、牛膝 10g、小蓟 12g。若苔白脉虚弱者，气分亦虚，可加五味子 10g。若由于气虚不能固表，咳后阵阵汗出者，加浮小麦 20g、生牡蛎（先煎）20g。若咳则胸中作痛者，加旋覆花（包）6g、片姜黄 6g。若因咳甚而出血者，镇咳是重要的一环，加杏仁 10g、桔梗 6g、远志 10g。

（二）滋肺肾，清虚热，以退骨蒸

痨瘵阴虚火旺，日晡之时潮热必作，热势不甚，久之则热势渐甚，故名骨蒸劳热。热则耗阴灼液，故形体消瘦，面色黑浊，舌红，脉弦细。用滋养肺肾方法以退骨蒸潮热，宗青蒿鳖甲汤意。

炙鳖甲（先煎）12g，银柴胡（鳖血拌炒）6g，青蒿 6g，地骨皮 10g，知母 6g，生地黄 20g，白芍 10g，川贝母粉（冲）3g，沙参 10g。

【加减法】若舌苔厚腻，胸满腹胀，乃积滞蕴热，必须先行消导，俟腑气通，滞热祛，再议本法。若在暑季，头晕呕恶，舌白滑者，虽是阴虚，仍先治暑，可先用芳化方法一剂，俟暑湿祛，再图治本。本为阴虚，若阳气也衰者，根据气虚情况，也可酌情益气，但甘温之品当忌，以西洋参为最佳，也可用沙参。阴虚潮热，医者每用滋补下元，此千载之常法，但又必须在常法之中，深入细究。若兼他证者，当视其病状，找出有余之邪，先治其标，标祛则本易医。余每见医者见低热即青蒿、鳖甲，见血虚必四物、二至，虽不效亦不思改，以至药不离口，病势日增，直至不救。

（三）益其气兼以固表，和营卫求其汗止

自汗一般是属阳气虚，表虚津液不能内固，故自汗出，面色㿠白，舌胖苔白，脉象虚濡。宜益气以固其表。若属其他原因之自汗，如：肝热、湿郁、燥汗、烦汗及虚中有热等，皆不可用。

黄芪 30g，防风 6g，白术 12g，浮小麦 30g，生龙、牡各（先煎）30g。

【加减法】若中阳不足，气分过虚，内无郁热，服上方效而未愈者，可于原方中加入党参 10g，或红人参（另煎兑）3g。若病人四肢发凉，确为下元不足，可加用附子（先煎）3~5g。若服上方汗出不减，舌红口干时，乃热郁于内，服甘温之后，反助其热，即不可再用原方。应根据脉、舌、色、症，考虑祛其热，热祛则不蒸汗外出，则汗自止。若服上方汗出似属见轻，夜梦增多，乃胆火上扰之象，于原方中加入竹茹10g、黄芩10g即可。若汗出已轻，胸闷如痞，脉濡苔腻，此属湿邪郁于中焦之象，方中加陈皮10g、半夏6g、苍术6g、厚朴6g。

### （四）滋肾阴以泻虚热，折虚火求其汗止

阴虚热炽，迫津外出，睡中尤甚，舌红心烦，脉象弦细。必当滋阴泻火，热除则汗自止，切不可固涩止汗，防其敛邪。

黄芪皮10g，生地黄15g，白芍15g，黄柏9g，黄芩10g，黄连3g，知母6g，生蛤壳（先煎）30g。

【加减法】若属肝郁，气机不畅，当先调肝郁，俟郁解热清，再缓用滋水方法。若阴虚之体而兼湿邪阻遏，中阳不宣，脘痞胸闷，乏力气短，脉象沉濡，最易错认阳虚，如用补阳则阴更伤，热必加重。一定要解除湿邪，调整中焦，俟其湿祛，则诸症皆解。

笔者认为：肾虚阴伤之体，最易饮水求救。水乃阴类，多则中阳难以运化，湿邪由此产生。先父医案中，常有“虚在肝肾，湿阻中宫”之记载，确实道出此类疾病之关键，启迪后人，滋肾阴兼顾湿邪，切不可专事滋腻。否则不唯病不能除，反助湿邪。

治疗痨瘵在辨证论治的基础上，一定配合抗结核药物，增强体力锻炼，适当注意饮食，才能求得早愈。

## 胃脘痛（七法）

胃脘痛早期多与情志不遂有关，直接影响食欲。本证一定与心绞痛鉴别清楚，有时冠心病误诊为胃脘痛，是极危险的医疗事故。长期的胃脘痛，一定要详细检查，应考虑是否有早期癌变。

### （一）疏解郁结以缓其痛，调达气机治在肝胃

恼怒之后，或过度忧思，肝气郁结，横逆犯胃，胃脘时痛，胸中满闷，时或太息，有时气窜脘痛。治当疏调气机，以缓胃痛，宗四七汤方意。

苏叶、梗各6g，半夏10g，陈皮6g，香附10g。

【加减法】若郁久化热，脉象日渐弦滑，舌尖部起刺，可加金铃子6g、炙延胡索（研冲）3g。若湿邪较重，舌胖苔白腻，当加炒官桂1.5g、炮姜炭1.5g。若舌苔黄厚，可加焦麦芽10g、香稻芽10g、六神曲10g、鸡内金10g。

（二）疏理气机，兼泄肝热，以缓胃痛

肝气郁结，久则化热，心烦梦多，舌干脉弦。治当苦泄肝热，疏调气机而缓疼痛。

炒川楝10g，延胡粉（冲）3g，吴萸1g，马尾连10g，香附10g。

【加减法】若有湿郁，苔白，脉沉涩，当再加疏调气机之品，如：苏、藿梗各6g、佛手片6g、绿萼梅6g。若内伤食滞，舌苔黄厚，大便秘结，或腹胀不运，时而呕恶，可加焦三仙、保和丸之属，以消导积滞。

（三）苦泄折热以制其酸，疏调气机而缓疼痛

热郁化火，心烦善怒，形瘦面红，口干且苦，嘈杂呕酸，喜冷畏热，苔多糙黄，脉象弦数。可用苦以泄热，疏气缓痛法。

苏梗10g，旋覆花（包）10g，半夏曲12g，香附10g，马尾连10g，吴萸1g，川楝子10g，乌贼骨（打）15g。

【加减法】若热郁日久，深入血分，可加生蒲黄（包）10g、五灵脂10g，或云南白药，以活血化瘀。若久病入络，面色黑浊，形体消瘦，可用活血化瘀为主，辅以调养气血。若血虚肝郁，可用逍遥散法，养血为主。若标热重时，可先折其热，俟热除再行养正。

（四）甘寒养胃阴，活血以缓痛

病久阴分不足，阴虚则阳亢，亢必化火，虚热阴伤，形瘦口干，心烦梦多，小溲赤黄，五心烦热。用养阴活血缓痛方法。

沙参12g，川楝子12g，麦冬10g，生香附10g，炒五灵脂10g，生蒲黄（包）10g，生白芍12g，吴萸1g，马尾连10g。

【加减法】若有气机失调，仍当暂用疏理气机之品，俟气机调畅，再行本法治之。若属阳气又虚者，用药宜缓，甘寒之品少用，并可暂用温化之味，俟阳气恢复，再以泄热育阴为法。

（五）行其气兼以活血，化瘀滞而缓疼痛

胃痛日久，久痛及络，络脉瘀阻，痛有定处，势如针刺，面色滞暗，舌质暗有瘀斑，脉沉涩，当以本法治之。

五灵脂10g，生蒲黄（包）10g，川楝子10g，白芍10g，当归10g，茜草10g。

【加减法】若有肝郁气滞，可加疏调气机之品，如香附10g、木香6g、佛手10g。若体弱气血双亏者，可加用益气养血之药，气血同补，如黄芪15g、赤芍15g、白芍15g、生甘草6g。

若阴伤肝热，可加育阴柔肝之味，如白芍、当归、枸杞子、丹参等。

### （六）甘温以养中焦，调血而缓其痛

素体阳虚气弱，面色萎黄不华，少气倦怠，四肢不温，胃脘隐痛，饥则尤甚，得食稍缓，痛处喜暖喜按，漾吐清水，舌胖苔腻，滑润液多，脉象虚濡沉迟。每因过劳或受冷、过饥则诱发作痛，可用温养中焦，调血缓痛方法，用黄芪建中汤。

黄芪12g，桂枝10g，白芍12g，炙草6g，炮姜1.5g，大枣14枚，当归10g，饴糖（冲）30g。

【加减法】在阳虚气弱时，可增黄芪至30~60g、党参10~20g、白术10g。若在气虚的基础上又见明显血虚，即加旱莲草10g、女贞子10g、料豆衣6g、川芎6g、熟地10g、砂仁6g。若在服药过程中，又加气郁，当即改方，用疏调气机之药，暂去甘温补中之品。若有宿滞，或消化欠佳，可于方中加保和丸（包煎）10g，或枳术丸（包煎）10g、焦三仙各10g。本证虽然是气血虚弱，但不可专赖补药，一定要增强锻炼，促进胃肠功能好转，加强吸收能力，以利早愈。

### （七）香运和中以开其胃，消导食滞以缓疼痛

饮食不节，食滞内停，胃脘作痛，脘腹胀满，嗳腐食臭，味如败卵，呕吐恶心，不欲饮食，舌苔黄厚，脉来弦滑。用香运和中，消食导滞方法。

砂仁3g，焦山楂10g，焦麦芽10g，焦神曲12g，半夏10g，莱菔子10g，枳实6g，防风3g。

【加减法】若体质强实，舌苔老黄垢厚，大便不通，可加川军1.5~3g、元明粉1~3g。若属老年体弱，中阳不运者，可加用枳术丸或香砂枳术丸。若在中年，可用保和丸加枳术丸，或用枳实导滞丸，或木香槟榔丸之类。

## 呃逆（四法）

呃逆是胃气上逆，呃呃连声，声短且频之证，分偶然和持续发作两类。偶然发作而时间短暂的，属于一时的气机不调，可用闭息、惊吓、刺鼻取嚏等方

法，皆可即愈。若持续发作，不能自愈者，则当辨证施治。张景岳说：“致呃之由，总由气逆”。引起气逆的原因很多，如：食滞痰湿；过食生冷；寒热交阻；木郁横逆，郁热化火，升降失和，胃热上冲；胃阳不足，中虚气逆等，皆能导致本病。若老年久病，或病重危笃，胃气已败，也能出现呃逆。其特点是呃声低微，并不连续，这是重病之兆，预后不良。

### （一）疏调气机，降逆止呃

气滞痰湿互阻，肝郁横逆，呃逆连声，声音响亮，舌苔白腻，脉象弦滑。一般可用疏调气机方法，仿四七汤。

半夏 12g，苏梗 9g，厚朴 6g，茯苓 12g，旋覆花（包）10g，郁金 6g。

【加减法】若属肝郁化火，脉象弦数有力者，可先用辛开苦降的方法，以行气折热降逆，同时嘱告患者一定要禁辛辣油腻饮食。若苔白滑腻时，可酌加化湿之品，并嘱患者忌吃甜味黏滑饮食。

### （二）辛开苦降，理气定呃

肝郁化火，胃热上冲，呃逆连声，声音响亮，口干心烦。舌红，脉象弦实有力。必用辛开其郁，苦泄其热。

川楝子 12g，黄芩 9g，黄连 6g，半夏 10g，生姜 3g，陈皮 9g，山栀 6g。

【加减法】若郁结未解时，当加疏调气机的药物，如苏梗 6g、郁金 6g、香附 10g。若舌苔黄厚，夹杂食滞时，加焦山楂 6g、焦麦芽 6g、六神曲 6g、鸡内金 10g、炒枳壳 6g。若体胖痰湿素盛者，加莱菔子 6g、白芥子 6g、冬瓜子 20g，甚则可加皂角 6g、槟榔 6g。若体质薄弱，素有气虚者，酌减川楝子及芩、连之量。

### （三）温中阳，展气机，降逆止呃

寒呃，多由病后中气不足引起，胃虚生寒，气失通降，呃声虽低，而频作不休，畏寒肢凉，倦怠乏力，舌胖嫩，苔白滑润，脉象沉弱。用温中行气降逆方法，仿丁香柿蒂汤意。

公丁香 3g，柿蒂 9g，党参 8g，生姜 3g，陈皮 6g，旋覆花（包）10g。

【加减法】若中虚寒盛时，去生姜，加黄芪 10g、干姜 6g。若寒虽不甚而中虚气弱较重者，可加茯苓 10g、白术 10g、炙草 10g、人参粉（冲）3g。

### （四）补益中气，降逆和胃

素体薄弱，中气早虚，过食生冷，阳气受遏，呃逆声低，其势甚微，舌胖且有齿痕，脉象虚濡无力。治当补益中气，俟其气复，呃自止矣。

党参10g，黄芪15g，炙甘草6g，法半夏10g，生姜3g，大枣10枚，旋覆花（包）6g，代赭石12g。

【加减法】若中气不足，而又兼肝郁气滞，呃逆频频发作，脉虚弱而带弦急，舌虽胖嫩，尖部略红者，仍当先以疏调木郁为主。俟其郁结得舒，气机已调，病势见缓，呃逆虽发而不频繁，可酌情改用补正方法，但药量不可过重，防其壅滞气机而气郁再发。

## 噎膈（三法）

噎是咽物哽噎不顺，膈乃胸膈阻塞，饮食不下。本病多由饮食不节（如嗜酒过度等），耗伤阴津，以致津血虚衰，胃脘枯槁，气血瘀结而起。此外，由于忧思过度，情志不遂，血气瘀滞，流行不畅，亦可导致噎膈。一般来说，本病治疗较难，愈后较差，必须早期治疗，同时要禁烟酒及一切刺激性食物，增加体力活动，保持心情舒畅，方可求得较好疗效。

### （一）疏调气机，降逆通噎

气机郁滞，咽部食管阻塞不畅，咽物则气噎作痛，每于心情抑郁则病势更甚，心情舒畅时病势似能减轻，初期脉象多见弦象。治疗可用疏调气机方法，仿逍遥散、四七汤意化裁。

旋覆花（包）9g，香附10g，炒山栀6g，青、陈皮各6g，半夏曲10g，苏梗9g，枳壳9g，片姜黄10g。

【加减法】若嗜酒多年，舌苔厚腻者，可于本方中加葛花10g、枳椇子10g、赤芍10g、赤苓10g。若苔白腻根厚，胸中满闷，大便溏薄，脉沉缓者，此湿郁较重，可于方中加草蔻3g、厚朴6g、杏仁10g以温化湿郁；若苔垢腻而厚者，于方中加入化滞之品，如焦三仙各10g、鸡内金10g；若苔黄厚略干者，可酌加瓜蒌20g或保和丸（布包）15g同煎；若苔黄腻，根垢黄厚，脘腹胀满，大便干者，可加大黄粉（冲）1~2g，甚则可加元明粉（冲）2g。

### （二）润燥生津，和血止噎

素体阴分不足，或久病津液枯槁，形体渐瘦，面色暗浊，大便艰涩，甚则状如羊屎，舌红苔白，脉象弦细。治疗宜用润燥生津，和血育阴方法。仿启膈散方意。

沙参30g，旋覆花（包）9g，丹参12g，川贝母（研冲）3g，苏木9g，三七粉（冲）2g。

【加减法】若兼阴虚肝经郁热时，可加疏肝泄热之品，如川楝子10g、丹皮10g、郁金6g之类。若因郁结而胃肠滞热不清者，酌加解郁化滞之品，如枳实6g、焦三仙各10g、槟榔10g；若大便秘结者，再加大黄粉（冲）2g。凡有湿郁，气机不畅者，滋腻厚重药物一定慎用，防其腻膈助湿。

（三）养血育阴，活瘀行滞，少佐通幽

噎膈已成，阴血大亏，血行瘀滞，形体消瘦，面色黑浊，胃纳不佳，大便如羊屎，舌红，边有瘀点，脉象沉涩且弦。既要养血育阴，又需活瘀行滞，其有血虚便秘，影响消化，还当润燥通幽，故三法同用。并须嘱其怡情与锻炼，令其气血通畅，而阴复瘀化，始能向愈。

生地黄15g，赤、白芍各12g，川贝母粉（冲）3g，旋覆花（包）10g，红花3g，桃、杏仁各6g，丹参15g，代赭石10g，鸡内金12g，麻仁20g。

【加减法】若体质尚好而大便秘结者，可于方中加大黄粉（冲）1~2g。大黄既能通便，又为活血化瘀之品，人每畏其峻猛而束之高阁，当用而不用，惜哉！

## 反胃（二法）

饮食入胃，久而复出，吐出完谷，中医称为“反胃”。一般认为本病初起是因胃寒脾弱，不能消谷，长期不愈，后天累及先天，可导致命门火衰，下焦虚寒。这种病的特点是食入不化，停留中脘，经过半天或一天后，完全吐出，吐势缓慢，状若完谷，并无异味，所以称它为“朝食暮吐，暮食朝吐”。这种病是由渐而来，反复发作，日久则导致脾肾阳虚，而见面色㿠白，唇口无华，神气疲惫，胃纳不甘，脉象多是沉弱无力，甚则沉迟不应指，舌胖苔腻，滑润液多，大便溏薄，小溲短少，形体消瘦。初期治疗当以温中和胃，降逆止吐方法调理中焦；晚期当以温肾助阳，补火暖土为法。

（一）温中和胃，降逆止吐

反胃多是阳虚，脾胃受寒而成，这种病在早期并不很重，由于治疗欠当，中土受伤，脾胃升降失调，吐势日渐增重，始能成为反胃。在没有形成暮食朝吐，或朝食暮吐的时候，治疗时以调整脾胃功能即可，气逆则降气，有寒则温寒。日久形成吐若完谷，朝食暮吐，即可用温中和胃，以降逆定吐。一般考虑用大半夏汤、香砂平胃丸、旋覆代赭汤等。

党参 9g，旋覆花（包）10g，代赭石 10g，土炒白术 10g，干姜 6g，附子（先煎）10g，炙甘草 6g，灶心土（包煎）30g。

【加减法】在早期虚象不太明显时，可去党参、干姜、附子，加苏梗、半夏、煨姜或生姜。若肝郁气滞者，上方去干姜、附子，加木香、香附、郁金等；若有热郁时，加左金丸之类。若反胃较久，干姜、附子、党参等益气温中之品用量必须增加，甚则可用肉桂、川椒温中祛寒之品。本病除治疗外，应注意情志活动，气恼恚怒易加重病情。亦需禁忌冷食及难消化之物。

### （二）温肾助阳，补火暖土

晚期的治疗，必温肾助阳，补火暖土，从命火式微着眼。方如：

附片（先煎）10g，干姜 6g，熟地 15g，肉桂粉（冲）3g，党参 15g，黄芪 15g，生牡蛎 30g，炒川椒 3g（去闭目，炒令汗出）

## 附：吐酸（二法）

吐酸水，是胃病的一个常见症状，一般认为是胃热所致。即如《内经》所云："诸呕吐酸，皆属于热。"

### （一）辛开其郁，苦泄折热，以制吐酸

热郁化火，呕吐酸味，大便干燥，舌红口干，脉象细数。法当泄其木火，仿左金丸。

苏叶、梗各 6g，半夏 10g，马尾连 10g，吴萸 1g。

【加减法】若火郁夹有食滞，舌苔根黄垢厚者，可加焦三仙各 10g、鸡内金 10g、花槟榔 10g。

### （二）温养脾胃，疏解木郁，而止吐酸

脾胃虚弱，失于健运，时有吐酸，但酸味不重，无心烦梦多等火郁现象。需用温养脾胃，疏解木郁方法，以止吐酸。

党参 6g，木香 6g，砂仁 3g，茯苓 10g，白术 10g，炙草 6g，半夏 10g，陈皮 6g，乌贼骨（打）20g。

【加减法】若属中阳不足，心悸气短，脉来细弱，舌胖腻，苔薄白，可用益气补虚方法，加黄芪 20g、人参粉（冲服）3g。或用单方：乌梅 1~2 枚，口含。

### 附：嘈杂

嘈杂是胃脘部嘈饥不适的一种感觉，甚则懊侬不可名状，得食暂止，有时食后复嘈，常与吐酸并见。一般认为多属胃热为主，久病虚寒证亦可偶见。胃热仍以清热为主，但药宜轻，不可过重。若病属脾胃虚寒者，宜用温养脾胃方法。

## 呕吐（九法）

有声有物为呕，无声有物为吐，有声无物为干呕，皆是由于胃失和降，胃气上逆所致。常因外邪时气、饮食不节、气机不调，或胃虚、胃寒等原因而发病。

### （一）芳香疏解，平胃定呕

外感暑湿之后，表气闭塞，胃失和降，发生呕吐，头疼寒热，周身无力，舌苔白腻，脉象滑数。用芳香疏解方法。

苏叶6g，藿香（后下）10g，法半夏10g，大腹皮12g，厚朴6g，竹茹10g，煨姜3g，白蔻仁3g，灶心土（包煎）30g。

【加减法】若兼有内热时，可加马尾连10g、黄芩10g。若湿郁较重时，加苍术3g、郁金6g、杏仁6g、砂仁3g。

### （二）苦泄折热，以定呕吐

热郁于胃，胃气失于和降，心烦口干，呕吐味酸且苦，吐势急迫，小溲赤热，夜寐梦多，舌红脉数。用苦寒折热，以降逆止呕，用黄连温胆汤法。

姜川连6g，竹茹12g，枳实6g，黄芩12g，炒山栀10g，半夏12g，灶心土（包煎）60g，徐徐冷饮之。

【加减法】若属胃肠滞热，大便干结时，加大黄粉（冲）1g，或焦三仙各10g、鸡内金10g，俟大便得通，腑气下行，胃气不逆，呕吐自止。

### （三）疏调木土，以定其呕

恼怒之后，木郁克土，胸闷胁胀，恶心，甚则呕吐，舌红口干，脉弦略数，或沉涩不畅。用疏肝和胃方法以定呕吐。

苏梗10g，半夏12g，厚朴6g，茯苓10g，马尾连10g，吴萸1g，旋覆花（包）10g，代赭石12g，盐水炒砂仁（研冲）2g。

【加减法】若属气郁腹胀者，加青、陈皮各6g、佛手片10g、木香6g、大腹皮10g。若胁痛较重时，加片姜黄6g、香附10g、绿萼梅10g、代代花6g。若舌根厚腻，乃湿郁食滞之象，加神曲10g、焦麦芽10g、鸡内金10g、槟榔10g。

### （四）温化痰饮，降逆定呕

痰饮内停中州，清气不升，浊气不降，以致呕吐痰涎，头眩心悸，胸闷漾漾欲呕，舌苔白腻，脉象弦滑。当用温化痰饮方法。

半夏15g，陈皮10g，苍术10g，茯苓15g，煨姜6g，泽泻12g。

【加减法】若属阳气不足，水饮停蓄中焦，呕吐清水，四肢不温，可用温阳化饮之品，方中加桂枝6g以通阳，白术10g、泽泻10g以化饮定呕。若阳虚气弱之体，可用桔半枳术丸、苓桂术甘汤或香砂六君子汤等。

### （五）消导积滞，平胃定呕

由于恣食生冷不洁之品，以致停滞不下，胃气失降，反而上逆，呕吐厌食，吐物腐臭，嗳气吞酸，胸脘胀满，得食愈甚，大便味恶，舌苔垢厚，脉实大而两关独滑。用消导积滞方法以平胃定呕。

半夏曲12g，青陈皮各12g，马尾连12g，焦三仙各15g，花槟榔12g，竹茹12g，枳实10g。

【加减法】若食滞较重，积滞化火，舌红心烦，夜寐梦多，可加清热之品，如生石膏（先煎）20g、知母10g。若苔黄垢厚，口味甚重时，加增大黄粉（冲）1~2g入药内，既可清其腑热，又可荡其积滞。

### （六）调气和胃，降逆定呕

呕吐日久，胃气逆而不降，心烦恶心，胃不思纳，舌白苔腻，脉来力弱，略带弦象。可用调气和胃，降逆定呕方法。

旋覆花（包）10g，代赭石12g，煨姜6g，半夏12g，陈皮6g，党参10g，灶心黄土（包煎）60g。

【加减法】若脉来弦急，乃肝郁之象，用疏郁展气方法，可加佛手10g、香橼皮6g。若舌苔黄腻时，加用苦寒以泄热，并佐消导之品，视其体质，酌情用药。

### （七）香运温中，以定呕恶

胃虚气弱，脾阳失运，中脘闷满，周身酸楚乏力，食后每欲呕恶，甚则呕吐食物，舌胖苔腻，脉象沉迟濡弱。用香运温中方法。

木香6g，砂仁（研冲）3g，党参10g，茯苓10g，苍、白术各10g，甘草6g，高良姜4g，半夏12g，陈皮6g。

【加减法】若属老年中阳不足，甚则朝食暮吐者，可加党参至15g、黄芪20g。若属肾阳不足，命火衰微，下肢逆冷，六脉沉伏，舌白胖而苔滑腻，面苍白且有浮肿，当加附子（先煎）10g、干姜10g、吴萸3g、炒桂枝10g，甚则加肉桂心（研冲）1g。

### （八）温胃理中，求其吐止

中阳不足，胃虚且冷，中脘喜暖喜温，胃不思纳，遇寒即呕，得温则减，四肢逆冷，二便清利，舌胖苔白滑腻。可用温胃理中方法。

川桂枝7g，白芍10g，炙草3g，炮姜6g，肉桂粉（冲）3g，炒小茴6g，淡吴萸6g，白蔻仁（研冲）1.5g。

【加减法】若阳虚寒重，脉来沉迟，舌苔滑润，可用前方加重桂、姜，酌情再加党参10g、白术10g、茯苓10g、附片（先煎）10g、川椒目3g。若舌苔垢厚时，可加焦三仙各10g、鸡内金10g。

### （九）甘寒育阴，清热养胃

胃阴不足，虚热内扰，口干咽燥，呕吐反复发作，不思饮食，舌红少津，脉象细数。用本法滋养之。

沙参12g，麦门冬10g，法半夏10g，五味子10g，花粉10g，代赭石10g，姜炒竹茹12g。

【加减法】在阴分不足早期，多有虚热化火之象，若脉弦实有力者，可酌加苦药，如黄芩10g、竹叶3g、黄连（研冲）3g。若有湿郁时，加化湿宣阳之品，如防风6g、佛手10g、郁金6g、杏仁10g。若苔黄且厚时，加焦三仙各10g、花槟榔6g、水红花子6g，或用保和丸（布包）18g，入药同煎皆可。

## 腹痛（四法）

腹痛是一个症状，多发生在某些疾病之中，如：胃痛、腹泻、痢疾、虫积等。就其部位而言，痛在大腹，属脾、胃、肠；痛在少腹，属厥阴；当脐或小腹疼痛，属少阴或冲任。若以有形无形来分，一般来说，气郁、因寒、受热、虚弱不足等，多为无形；若是食积、燥屎、虫积、瘀血等，多属有形，临床应分辨清楚。如有内脏破裂及穿孔等情况，也可发生腹痛，更应仔细检查，防其意外。

中医对腹痛的特点亦很注意，如：绞痛多属寒、属实或寒热凝结；隐痛多属虚；刺痛多属瘀血；胀痛多因气滞；痛有定处多在血分；痛无定处多属气分；凡兼满闷而脉有力者多实；不闷不胀，脉虚弱者多虚；喜暖者多寒；喜冷者多热；拒按者为实；喜按者为虚；饥则痛为虚；饱则痛为实。若经期腹痛，还必须结合其先期、后期，色深或浅，有无血块等情况综合分析。此外，诊断腹痛，还须参照舌、色、脉、症详审细参，严防误诊。

### （一）温养中焦，祛寒拈痛

寒邪侵袭，或恣食生冷，日久则中阳受损，腹痛绵绵不休，多无增减，轻者痛易缓解，重者则腹痛不止，遇冷则重，得热则略舒，口不渴，溲清长，大便溏，舌苔白滑且润，脉象沉迟。治宜温中散寒方法，用良附丸合小建中汤化裁。

炒桂枝 6g，白芍 10g，炙甘草 3g，炮姜 4g，炒官桂 4g，高良姜 10g，香附 6g。

【加减法】若疼痛日久，时发时愈，可用温养脾胃方法，方中可加饴糖（冲）30g、大枣 20 枚。若舌苔白滑润腻，方中易炮姜为干姜，加祁艾炭 2~5g。

### （二）苦甘以泄热，调气而缓痛

由于内热阻碍气机，腹痛时作时止，痛势较剧，甚则拒按，心烦口渴，大便干结，小便色黄，脉象滑数。可用苦泄方法。

苏梗 10g，川楝子 12g，元胡粉（冲）1g，芍药 12g，炙草 6g，炒黄芩 12g，马尾连 10g，枳实 6g，厚朴 6g，木香 3g。

【加减法】若属舌苔垢厚，脉象有力，可加通导药物，以积滞去则痛自减矣。若苔白滑润质红，乃湿郁不化之象，当加辛温疏调之品，如草蔻 3g、乌药 6g、白檀香 3g、紫降香 3g。

### （三）宣郁调气，以缓疼痛

气滞作痛，多发于恼怒忧虑之后，肝郁克脾，气机不畅，脘腹胀满，甚则拒按，或攻冲作痛，得矢气则减，脉多沉涩或弦。当以宣郁调气缓痛方法，用木香顺气散之类。

木香 3g，檀香 3g，降香 3g，陈皮 6g，青皮 6g，白芍 12g，半夏 10g，枳壳 10g。

【加减法】若属湿郁为主，导致气机失灵，当以宣化升和为主，先祛其湿，湿祛则气行，加苏叶 10g、杏仁 10g、苦梗 10g、枳壳 10g。

（四）和中消导，理气止痛

伤食之后，脘腹饱满，嗳腐吞酸，腹痛欲泄，泻后痛减，舌苔黄腻且厚，脉象弦滑。可用消导理气方法。

山楂10g，麦芽10g，神曲10g，陈皮10g，莱菔子12g，鸡内金10g，枳实6g，大黄粉（冲）1.5g，槟榔10g。

临床还须结合体质强弱、脉舌情况、积滞多少而增损药量，并注意节制食量，禁荤腥之类。

## 泄泻（八法）

大便次数增多且稀，腹中不适，谓之泄泻。古代文献名目繁多，有以脏器定名的，如：胃泄、脾泄、小肠泄；有以泄势、形态定名的，如：濡泄、溏泄、飧泄、滑泄；也有以病因定名的，如：寒泄、火泄、暑泻、食泄、痰泄。我们从发病时间及临床症状上可分为“暴泄”与“久泄”两大类。

（一）疏解表邪兼以升和，温寒拈痛以止其泄

风寒束于表，内犯而克脾，故头痛寒热时作，腹中切痛肠鸣，喜按喜温，初期不渴，便多稀水，小溲清长，舌淡苔白腻，脉象浮紧或沉紧。当用疏解表邪，温寒拈痛方法。

葛根6g，藿香叶（后下）9g，厚朴6g，白芷6g，炮姜4g，炒官桂4g，木香6g，灶心黄土（包煎）30g。

【加减法】若寒邪较重时，方中加桂枝10g、干姜6g，腹痛甚时可用艾叶4~6g。若风邪较重，体痛恶寒，舌白淡滑，用麻黄3g、桂枝6g、羌、独活各3g。

若素有食滞不化者，先解其表寒，俟寒化表解，余缓治之。

（二）温寒以拈其痛，化湿而止其泄

寒邪伤胃，湿阻于脾，胸脘闷满，四肢乏力，肠鸣漉漉，腹痛绵绵，得暖则缓，逢寒则急，大便水样，清淡稀冷，后坠不畅，时而呕恶，口不渴饮，舌白滑润，脉象濡缓。治当温寒拈痛，化湿止泻。

苏叶6g，藿香（后下）6g，桂枝6g，炮姜4g，苍术6g，茯苓15g，灶心黄土（包煎）30g。

【加减法】若脉沉伏，舌苔白润，泻势重，四肢冷，确为寒湿重证，可改为

炮姜 6g，加炒官桂 6g、淡附片 6g、党参 6g。若寒湿夹滞者，在温运的基础上，可加神曲 10g、焦麦芽 10g、枳壳 10g。在寒湿泄泻之后，可加黄芪 20g、茯苓 30g 以调养其中焦。

### （三）芳香化湿，苦坚其阴，泻自能止

湿热泻发于夏秋之间，湿热互阻，脾胃失和，腹痛即泻，便色黄褐，状如藕泥，肛门灼热，略有后重，小溲短赤，口渴欲饮，舌多黄腻，脉象滑数。可用芳香之品以化其湿，苦泄之药坚阴止泻。

苏叶 6g，葛根 10g，藿香梗 10g，马尾连 10g，木香 6g，川朴 6g，滑石 10g。

【加减法】若湿浊下注，气坠难忍，可加荆芥炭、防风各 6g 以疏和升化，升其清阳，开其湿郁，疏化又可解热。若属郁热不解，阴分不和，腹中作痛，泻后则舒，可仿痛泻要方义，加白芍 10g、炙甘草 6g、陈皮 6g、防风 6g。若舌绛、苔白腻浮黄，脉沉细且濡者，多因寒湿中阻，阳气不通，可先通阳，俟气通则泻势自减，加炮姜 1g、炒官桂 1.5g、吴萸 0.5g。

### （四）升降并用，苦泄坚阴，而止其泻

腹中绞痛，痛一阵即泻一阵，发热口干，引饮思凉，心烦恶心，肛门灼热，小溲赤少，便势急迫，气味恶臭，舌红且干，脉数。火泄之象用苦泄坚阴方法。

葛根 10g，黄芩 12g，马尾连 12g，川黄柏 10g，灶心黄土（包煎）30g，甘草 3g。

【加减法】若腹中痛势不解，苔白滑润，必有湿邪，可加入木香 6g、吴萸 1g、白芍 12g。若湿邪久郁不化时，仍当加入些温阳化湿之品，如炒官桂 1.5g、炮姜 1g，俟湿化坠除，再行泄热。若泻势渐缓，气坠后重，加荆穗炭 10g。

### （五）泄木郁以缓其急，调中土求其泻止

情志抑郁，脾胃受克，肝木乘脾，升降失和，故腹泻腹痛阵阵，常与情志有关。舌红口干，脉象弦数，本病时轻时重，甚则晨起即泻，腹中绞痛，泻势似猛，其量不多，参考痛泻要方加减。

荆穗炭 10g，防风 6g，马尾连 10g，黄芩 10g，白芍 12g，陈皮 6g，灶心黄土（包煎）60g，冬瓜皮 30g。

【加减法】若纯属肝热上扰，必心烦梦多，脉象弦细而数，舌红口干，小溲赤热，当加川楝子 10g。若血虚阴伤，当以养血育阴为主，须加白芍 15g、炙甘

草6g、木瓜12g以缓其急，兼止其泻。若有湿阻不化，就当用化湿邪兼以升和方法，湿化清升则泻自减轻。若久泻正虚，也不可在遗热未清之时，先用补剂，不然反而加重病情，永无愈期。

### （六）升阳以化湿邪，扶土而运中焦

由于湿阻，脾阳不升，中焦阳气不足，脾胃运化失职，脘闷不舒，气机不畅，大便次数较多，苔白滑润，脉象沉濡，两关尺力弱。病已日久，必当升阳以化湿，扶土而运中。

羌活6g，防风6g，升麻6g，桂枝6g，炮姜6g，茯苓12g，苍、白术各3g，灶心黄土（包煎）30g，炒官桂3g。

湿为阴邪，水为寒类，阻脾则升力受碍，治疗当升和之。若湿邪已解，而正气已衰，可于升和之中，佐用益气之品，以助其正。

### （七）益其气而补中，升中阳以止泻

素嗜寒凉油腻，或久泻中阳不足。面色萎黄，胃纳不佳，食后脘腹胀满，四肢清冷不温，神倦疲乏，泻下稀淡，甚则完谷不化，臭味不浓，舌胖润腻，脉沉弱无力。用益气补中，升阳止泻方法。

党参12g，白术12g，茯苓12g，陈皮6g，半夏12g，扁豆12g，苡米12g，大枣5枚，升麻3g。

【加减法】若寒邪偏重，小腹疼痛较重时，加炮姜3g、炒官桂3g、祁艾叶3g以温寒拈痛。若中阳不足，气分又虚，下肢略有浮肿，可加黄芪20g、人参粉（冲）1g。

### （八）益其气而扶中土，升脾阳运湿止泻

高年体弱，久泻不止，脱肛，少腹隐痛，中气下陷，行动则气短，泻后两目晕花，舌淡白润，脉沉微濡弱。屡服补益，效不巩固，可试用升阳益气，少佐固涩，以观其后。

升麻6g，黄芪15g，党参15g，白术12g，白扁豆30g，陈皮12g，山药30g，灶心黄土（布包）60g，茯苓30g，诃子肉10g，浓煎300ml，分5~6次温服。

【加减法】若年高体弱，久病气虚，服上药效果不显时，可加人参粉8g，分3次吞服。若升力差时，可于方中加柴胡6g、羌活3g、肉桂子1g、附片（先煎）10g。

# 痢疾（九法）

痢疾是夏秋季节常见的急性传染病之一，它以腹痛、里急后重、便下赤白、带有脓血为主要症状。发生的原因多由热郁湿蒸，因热求凉，过食生冷，饮食停滞，不得宣通而致。古人云："无积不化痢"。又说："痢无补法。"这全是说明痢疾与积滞有关。

痢疾的治疗，在暑湿蕴热初起阶段，当以疏解化湿为务，俟表解湿化，热自清矣，古人每用"逆流挽舟"之法，一药可立转乾坤。若已成痢，赤白相兼，里急后重，当分清气血，所谓"血行则便脓自愈，调气则后重自除"。若苔黄厚，腹痛拒按，内有积滞，可与消导，如木香槟榔丸、枳实导滞丸等。若久痢体弱，气血大虚，再考虑扶养。

## （一）疏表化湿兼清里热，升降分化逆流挽舟

暑热夹湿，互阻不化，头晕寒热，遍体酸痛，腹痛，滞下不重，似有化痢之象，用疏表升化，逆流挽舟法。

荆芥炭 10g，葛根 10g，防风 6g，羌、独活各 4g，黄芩 10g，马尾连 10g，焦三仙各 10g。

【加减法】若暑邪较重，头晕恶心，可加苏叶 6g、藿香 10g、白芷 6g。若中满腹胀，腹中绞痛，加厚朴 6g、半夏 10g、沉香曲 6g、木香 6g。若湿邪中阻，腹痛，舌白，脉象沉濡者，加炒官桂 6g、炒干姜 6g、草豆蔻 6g。若滞热不化，当加槟榔 6g、焦三仙各 10g、保和丸（包煎）15g 以消导分化。

## （二）清化湿热，兼以导滞

痢疾偏于热重，寒湿较轻，烦热口干，滞下黏稠，小溲色黄，苔白浮黄，脉象细弦且数。用清化湿热方法，仿葛根芩连汤意。

葛根 10g，黄芩 12g，马尾连 10g，生甘草 10g，木香 6g，焦三仙各 10g，防风 6g。

【加减法】若带有赤白脓血者，方中加炒槐米 10g、炒地榆 10g、忍冬藤 20g。若气坠较重，舌白苔腻，便中带有白黏液，乃热郁气分，湿阻特甚，加苏叶 10g、杏仁 10g、藿梗 10g。若舌苔黄厚，可加焦三仙各 10g、花槟榔 10g、莱菔子 10g、冬瓜子 20g。

### （三）苦以燥湿而减其坠，消导积滞分理寒热

表邪已解，湿热不化，与寒湿积滞互阻，腹痛，里急后重，便有脓血，舌红，苔黄根厚，脉象弦滑且数。可用苦温燥湿兼消导积滞方法。

赤、白芍各10g，炒官桂5g，葛根6g，黄芩10g，黄连6g，木香6g，槟榔10g，大黄粉（冲）1g。

【加减法】若便下白多红少，腹痛气坠，方中加炮姜炭5g、厚朴6g、藿苏梗各10g、焦三仙各10g。若有寒热时作，加苏叶6g、白芷3g、防风6g。若舌苔黄垢可加重大黄粉用量至3g，或加枳实6g、元明粉（冲）1~2g。

### （四）升降分化，苦寒泄热，以止热痢

湿热积滞，久则深入血分，腹痛较重，下痢赤多白少，小溲色黄，舌红口干，脉象弦滑急数。用苦以坚阴，升降分化方法，仿白头翁汤方意。

葛根10g，黄芩10g，马尾连10g，白头翁10g，黄柏10g，秦皮10g，银花30g，炒地榆15g，防风6g。

【加减法】若腹痛较重者，加赤、白芍各15g、炙草10g、生香附10g。若苔白滑腻，脉象濡滑，此属尚有湿阻，仍可用些温化之品，但量不可重。方中可加炒官桂1.5g、炒槐花10g、炮姜炭1.5g、木香6g。若舌苔垢厚，此积滞较多，可于方中加焦三仙各10g、大黄炭3~5g。

### （五）甘寒育阴以治其本，苦泄折热兼顾其标

热痢较重，或消耗日久，热烁阴伤，形体消瘦，舌绛少津，脉象细数，干呕不止，不能入食。属噤口痢，可用增补阴液兼以泄热方法。

沙参1.5g，麦门冬10g，赤、白芍各12g，冬瓜皮30g，黄连6g，白头翁12g，银花30g。

并用牛奶、米汤补充体液，增加营养。如口不能食，药物难进，可用鼻饲。

【加减法】若中气不足，方中加西洋参粉10~20g，分3~4次冲服。或加人参汤（阴虚舌红口干者不用）。若体弱，正气不足，可配用养血育阴药物，不可纯用苦寒。

### （六）升阳化湿调其气机，香运温中扶其后天

素体下焦虚寒，或暑天过食寒凉，脾胃阳气受遏，升力不足，寒湿积滞不化，下痢白多赤少。或暑热积滞互阻，过服寒凉之剂，热郁于下，寒阻于上，

形成冰伏。症见中脘堵闷异常，苔白腻如积粉，边尖绛而液少，里急后重，腹痛绵绵不休，得暖则痛势稍缓，脉象沉濡，按之弦滑略数，或沉伏似涩，面色萎黄，周身无力。此乃寒湿阻于膈上，积滞热郁凝而不化，气机不行，热则自热，寒则自寒，升降阻遏，三焦不通，必当升阳温化，转其气机，缓图祛热。

苏叶梗各6g，苍术6g，厚朴6g，炮姜6g，炒官桂6g，木香6g，桂枝6g，防风6g。

【加减法】若分化之后，热郁明显，仍当改用升阳化湿，兼佐导滞方法，令病人禁食、少餐，以调胃肠功能。若积滞明显时，当消导化滞，调和脾胃。

#### （七）升降分化，兼祛湿滞，疏调胃肠，求其痢愈

痢疾经久不愈，正气大伤，滞热未清，脾胃升降失和，可用升降分化，疏调胃肠。

葛根6g，焦三仙各10g，炒官桂3g，炮姜3g，升麻6g，木香6g，砂仁2g，枳壳10g，焦白术10g。

【加减法】若素体中气欠充，脾胃运化不佳，可加党参3g、黄芪6g，以益其气而扶脾胃。

#### （八）升阳扶脾以开其胃，益气补中调养中焦

痢下日久，正气渐虚，脾胃难以运化，升力不足，大便下坠加重，甚则屡见脱肛，脉虚弱，舌胖嫩，苔滑润。治之必从本调。

升麻10g，柴胡6g，葛根10g，木香6g，砂仁3g，党参6g，白术10g，炙草10g，山药10g，冬瓜皮30g。

【加减法】若气虚下肢浮肿者，加黄芪20~30g，人参粉（冲）1~3g，或加补骨脂10g、熟地黄15g。

#### （九）益其气温养中焦，升清阳兼用止涩

高年久病，正气难以恢复，大便滑脱，气短汗出，两目昏花，甚则脱肛不升。必当温涩合用，从本治疗。

升麻10g，党参12g，苍、白术各15g，炮姜6g，炒官桂10g，干姜6g，淡附片（先煎）10g，诃子肉12g，芡实米30g，茯苓20g。

【加减法】若虽老年而气虚不甚者，用升和益气即可，切不可用涩药。因固涩最易留邪，苟有余邪，或积滞不化，皆非所宜。古人说：“痢无补法”，就是

恐留邪于中，所以必须脉、舌、色、症合参，确是极度虚弱，方可议补涩之品，否则不可进补药。

## 便秘（六法）

大便秘结不通，排便时间延长，或虽有便意而排出困难，都称为便秘。便秘的原因很多，有属实属火者；也有属虚属寒者；又有气滞血燥而致者。治病必究其源，不可一概以大黄、牵牛、巴豆之类下之。

### （一）泄热通便，以祛腑实

进食辛辣，恣饮酒浆，肠胃燥热，津液不能分布，大便失润而成燥结，面赤口燥，唇干渴饮，喜冷恶热，舌苔黄厚，脉多滑数有力。宜泄其有余，苦折其热。

竹叶3g，瓜蒌30g，薄荷（后下）3g，栀子10g，黄芩10g，枳实6g，生大黄粉（冲）1.5g，元明粉（冲）3g。

【加减法】若见口干渴饮，有汗烦热者，方中加生石膏（先煎）15g、知母10g、花粉10g。如体质薄弱者，可减生大黄及元明粉，加焦三仙30g即可。若舌苔滑润者，攻下药不可急用，去硝、黄，加苏叶、梗各6g、蝉蜕6g。

### （二）疏调气机，以通其便

气秘由于气分郁结不畅而生，气结不通则津液不布，大便秘结，心胸痞满，胁肋作胀，嗳气不舒，舌苔白腻，脉象多沉。用疏调气机方法。

苏梗10g，杏仁10g，瓜蒌皮15g，枳壳10g，炙杷叶15g，郁金6g，青、陈皮各6g，旋覆花（包）10g。

【加减法】若气分结滞特甚，可加木香6g、沉香1g、香附10g。若体质偏弱而气滞又甚者，可于方中加白檀香3g、紫降香5g、蔻仁2g。如体弱气虚者，不可进破气散结之品，可用橘叶3g、绿萼梅6g、代代花6g。病人体质过虚而又气分郁结时，可于补正之中加砂仁1~2g即可。破气之品不可过多，防伤正气。

### （三）养血育阴，润燥通幽

阴血不足，肠道失于濡养，大便干结，状如羊屎，心烦多梦，小溲黄少，舌红口干，脉弦细。用养血润便方法。

生、熟地各10g，当归10g，赤、白芍各10g，菟丝子10g，黑木耳10g，黑芝麻10g，阿胶珠10g，桑寄生16g，肉苁蓉12g。

【加减法】若病人湿邪较重，气机不畅，可于方中加疏风化湿之品，防其湿阻而膈间不畅。若血虚而肝热又起，先以泄其虚热为主，可用苦泄折热之剂1~2剂，俟热除，再行养血育阴。若血虚燥热明显，可加油润之药，如桃仁、杏仁、郁李仁、松子仁之类。

### （四）养血和营，润燥泄热

血虚化燥，形瘦多火，面色黑浊，便干带血，肛裂，久则生痔。用养血和营润燥方法。

白芍20g，生地12g，黄芩12g，麻仁10g，黑桑椹16g，黑芝麻15g，瓜蒌16g。

【加减法】若血热肛裂，舌绛尖部起刺，全是燥热化火之象，加生地榆10g、炒槐米10g、鬼箭羽10g。若燥热较重，溲赤且热，加桃、杏仁以润燥，并可酌情加元明粉（冲）2~3g，但不可过用久用。

### （五）益气补中以助其正，升阳扶脾求其便通

中气不足，无权推动，大便秘结，便后气短，语音低微，腹胀纳少，苔白质嫩，脉虚大。治以补中行气法。

党参10g，黄芪30g，白术12g，茯苓10g，炙草10g，附子（先煎）10g，肉桂末（冲）3g，升麻6g。

【加减法】若阳虚气弱较甚者，可加人参粉（分冲）3~5g，黄芪可增量。若遇气虚便秘者，单用升麻3g、白术60g，亦每能奏效。若病人腹胀，气机不畅时，可加砂仁3g、木香6g，或仿六君子丸用之亦可。

### （六）温阳以化湿，补火以通便

冷秘乃寒湿久积脾胃而成，命门火衰，火不生土，中焦运化失职，阴凝固结，唇白口淡，舌胖，苔白腻，脉多沉迟虚弱。用温阳补火方法。

淡附片（先煎）15g，淡吴萸10g，淡干姜10g，黄芪30g，肉桂子6g，党参20g，炙草10g。

这种情况多见于老年人或患有慢性病的人，若治疗得当，效果明显。

若服药有效，而不巩固，时时反复者，可酌情加重药量：附子可加至（先煎）30~60g，党参量加至30g，黄芪量加至60g。

# 肠痈（三法）

中医的肠痈，包括了阑尾炎及肠部、腹部炎性甚则化脓性的一些疾病。病机是：膏粱积热，饥饱劳伤，或产后瘀血未净等，气血凝滞，留积生热，使血肉腐败，化而为脓。《内经》指出："热盛则肉腐，肉腐则成脓"。兹分三个阶段论述其辨证施治。

（一）清化湿热，活血消痈

此阶段多见：腹痛拒按，身热恶寒，心烦口干，舌红苔黄，脉多滑数。可用清化、活血方法。

苏叶 6g，银花 30g，丹皮 10g，蚤休 12g，花粉 12g，防风 6g，大黄 6g，芒硝（冲）3g。

【加减法】在早期，可用宣散之品，以宣郁通络，使其气血畅达，痛必止矣。亦可辅助以热敷温熨，以疏通气血，缓解疼痛。一般可用炒盐 500~1000g，俟热时加小茴香 30~60g，再炒 1~2 分钟，加醋 60~90g，俟酸味放出，用厚布包好，熨于痛处。上面所说的"宣散"，不是单指辛温发散之品，应随症情而酌情选药，总以宣通气血为目的。如确是风寒闭表而致内郁化热，症见头身重痛，恶寒发热，苔白，脉紧者，可用辛温发散药，既能发汗解表，又能宣阳解郁，还有活血通窍之功，只要表闭开，则内热散矣；若在暑热季节，症见头晕、恶心、胸闷、身热等，首先应想到暑与湿的问题，可用芳香疏解药物以宣化暑湿之邪。若热象明显，再于方中加用苦温化湿之品；若属风热上扰，则可选用轻清宣透之品，以宣散风热。总之，治疗肠痈，必须审证求因，从本治疗。切不可一见发热，诊为炎症，即投清热解毒，这样不符合辨证施治原则，往往收不到预期效果。

（二）疏风清热，活血化瘀，佐用解毒，以消肿痛

在脓已成阶段，腹肌紧张，疼痛局限，按之痛甚，反跳痛明显，此时当疏风清热，活血解毒，以消肿缓痛。前人常用"疏风"二字，究竟如何解释？笔者认为：《内经》所说："火郁发之"，是指火热郁结时，必须先用疏风宣透之品发其邪，郁开则火热自散。这样治疗火热郁结比单用清热法胜似多多矣！若不加疏风之品而单纯清热，则郁不能开，热不得散，反有寒凉郁遏之虞。根据这个道理，古人常在"清热"之前，加用"疏风"二字，实为启迪后人，广开治

疗门径。

荆芥穗 10g，防风 6g，马尾黄连 10g，薏米 30g，败酱草 30g，生草梢 10g，丹皮 10g。

【加减法】若属火郁过重时，可加疏风散热之品，如银花 30g、连翘 15g。若热势较重，深入血分，当加重凉血清热解毒之品，药如：银花 20g、花粉 15g、赤芍 15g、蒲公英 30g 等。若属血分郁热，胃肠积滞，可加大黄 1~3g。

### （三）化瘀以排其脓，活血求其痈愈

肠痈溃脓以后，症状平稳，可用活血化瘀方法，既排脓又促其痈面收敛，仿薏苡仁汤。

薏苡仁 30g，赤、白芍各 15g，花粉 10g，当归 10g，茜草 10g，柴胡 6g，苍术 6g，防风 6g。

脓溃以后，早期以化瘀和血为主；中期应调和气血；最后以调和脾胃收功，此乃肠痈恢复期的一般治疗方法。

早期脓将净时，可加丹皮 10g，若无热象，亦可加黄芪 15g 促其愈合。

在收口恢复阶段，可加珍珠粉（冲）1~3g、三七粉（冲）1g，以促其收敛生肌。

若在后期，诸症已除，唯胃纳欠佳，则以调养脾胃为主，如香砂六君子汤之类。若苔黄略厚时，加焦三仙各 10g、鸡内金 10g，以助其消导。

## 积聚（六法）

积聚是指腹内有病块的疾病。根据病块的性质不同，可分为积与聚两类。积为痛有定处，固定不移；聚乃聚散无常，痛无定处。积为有形，渐积成块，病在血分；聚为无形，触之阵发，病在气分。聚病较轻，积病较重。笔者认为：积病，可能一部分是脏器本身的肿大，或者是脏器病变的现象；再一部分，可能是肿瘤一类的疾病，如肝脾肿大、腹腔肿瘤、宫外孕、肠系膜淋巴结核、肾下垂、肠功能紊乱、机械性肠梗阻、幽门梗阻等。聚病多是内部脏器痉挛，所以发则有形，移时又无形。其辨证治疗，可从以下几方面入手。

### （一）疏调气机，以缓胀痛

情志不遂，肝气郁滞，气不调达，横逆两胁，故两胁胀痛，攻窜不定，时聚时散，善太息，胸闷食少，其发作每与情志有关，苔薄白，脉弦细且滑。治

用疏调气机方法。

柴胡6g，苏梗9g，半夏10g，厚朴6g，茯苓9g，青、陈皮各10g，片姜黄6g。

【加减法】若脉数心烦时，加川楝子6g、元胡粉（冲）0.5g。若气郁明显者，加绿萼梅6g、橘子叶6g。若肝郁化火，呕吐酸水，舌红苔黄，心烦口渴，于方中加左金丸（吴萸1g、黄连6g）。

（二）养血调气，缓痛散聚

素体血虚，肝失所养，络脉拘急，故两胁刺痛而少腹掣痛不舒，时而抽聚成块，舌瘦质红，脉弦细。治当养血调气方法，以缓其痛而散其聚。

柴胡6g，当归10g，白芍12g，木瓜10g，茯苓10g，川楝子10g，青、陈皮各10g，炙草3g，生牡蛎（先煎）20g。

【加减法】若血少阴亏日久者，当加生地10g、旱莲草10g、女贞子10g、丹参12g、料豆衣6g。阴血虚而肝阳亢者，可加潜镇之品，如生石决明（先煎）20g、生蛤壳15g。若肝阴虚而火旺者，可于方中去青、陈皮，少佐苦泄肝热之品，如黄芩3g、龙胆草3g。

（三）温寒拈痛以治其标，养血柔肝从本调理

素体肝郁血虚，筋脉失养，又感寒邪，以致寒凝肝脉，少腹阵阵拘急作痛，脉象沉紧弦细。法当温寒拈痛，养血柔肝，标本兼顾。

柴胡6g，当归10g，炒白芍12g，炙草6g，炒小茴香5g，炒官桂5g，炮姜5g，木香6g。

【加减法】若寒又兼湿者，加陈皮10g、半夏10g、茯苓10g。

（四）理气活血，化瘀消积

肝气郁结日久，病入血络，胁下有块，既胀且痛，按之更甚，每于夜间病势增重，活动后痛势渐为缓解，大便棕黑色，小溲短黄，舌色暗，有瘀斑或瘀点，脉沉细弦而略数。治当理气活血，化瘀消积法。

川楝子10g，延胡末（冲）3g，炒五灵脂10g，生蒲黄10g，生香附10g，丝瓜络10g，苏木3g。

因其病日已久，宜用丸、散、膏剂缓缓调之，如鳖甲煎丸、大黄䗪虫丸之类。

（五）益气补正，养血活络

素体虚弱，正气已衰，实邪尚在，腹中有积块（有形的肿物），过劳即重，

得休息则病势即缓，一身乏力，舌淡苔润，舌边、尖有小瘀点，脉象虚弱。必从扶正入手，用益气补正，养血通络方法治疗，外贴化痞攻瘀膏药。

当归10g，生地10g，白芍10g，川芎6g，党参6g，茯苓10g，白术10g，炙草10g，丝瓜络10g。

外用阿魏化痞膏，贴于患处。

### （六）益气补血，活络通瘀，消散积聚，丸以缓治

积聚年深日久，实邪仍在，气血早衰，腹中有积块，硬痛不移，形体消瘦，肌肤甲错，面色萎黄黑滞，倦怠乏力，少气懒言，月事衰少，色深有块，经行腹痛，舌紫暗而胖，边有瘀斑，脉沉弱细涩。气虚血少，络脉瘀阻，虚实夹杂为患，纯攻则碍虚，纯补则敛邪，病非一日，不可急于求成，当用攻补兼施方法，以丸剂缓缓求之。

旋覆花15g，当归30g，赤、白芍各30g，肉桂15g，延胡9g，炙鳖甲90g，党参30g，茯苓30g，白术30g，枳实15g，黄连15g，莪术15g，三棱15g，独活15g，防风15g，焦楂炭60g，青、陈皮各30g。

上药共为细末，炼蜜为丸，如梧桐子大小，每日早、午、晚各服6g，或早晚各1次，白开水送下，如遇感冒暂停。

这是一张丸药方，适用于虚实夹杂的慢性病人，表面看来药量比汤剂小，但长期服用，持之以恒，多能得满意疗效，这是本人在60余年临床实践中颇有体会的。在服丸药期间，应嘱患者节制饮食，逐渐增加体力活动，以配合治疗。

笔者认为，对于丸药的处方必须考虑全面，尤其应注意补正与祛邪两个方面。究竟是以补正为主，还是以祛邪为主？当视其病情而定。一般来说，在邪实的时候以祛邪为主；在正虚的时候就必须重在补正。但也要根据具体情况来分析。若正气虽衰，气血瘀滞特别甚，邪不祛则正气不能复，则当先攻其邪，寓补于攻，使邪祛正安；也有时候，邪虽未祛，但正气不支，不扶正则无以祛邪，又须以扶正为先，寓攻于补。总之，要根据脉、舌、色、症全面分析，才能用药得当，疗效满意。

## 黄疸（七法）

黄疸以一身面目皆黄、溺黄为主症。《金匮要略》里对本病叙述颇详。明代

张景岳总结了古代的经验，提出治疗黄疸不出阴、阳两大证，阳证多实，阴证多虚。所以在临证时我们就分阴黄与阳黄即可。尤在泾认为："胃热与脾湿，乃黄病之源也。"阳黄是湿从火化，郁热于里，湿热蕴蒸，胆汁外溢，浸于肌肉，皮肤色如熏黄，目黄尤甚。阴黄乃湿困脾阳，运化无权，气血瘀阻，胆汁流通不畅，溢于皮肤，故色暗而无光泽，发病较慢，病程较长。这两种黄疸本质不同，其治疗也就因之而异，兹分述如下。

## 阳　黄

面目周身呈现鲜明的橘子黄色，身热烦渴，心中灼热，或心中懊侬而灼热如焚，多梦口苦，胸闷纳呆，脘腹堵胀，大便秘结，小溲赤黄短少，舌苔黄腻，质红且干，脉象濡滑，或滑数有力。在治疗时，早期当以宣阳化湿为主，后期必须详审热郁的程度，斟酌选用清泄药物。

### （一）宣阳化湿，兼以泄热，退其黄染

外感湿热，表气闭遏，头沉胸闷，周身乏力，口淡无味，甚则恶心欲呕。当宣阳化湿，以疏表邪，并兼泄热，退其黄染，仿麻黄连翘赤小豆汤方意。

麻黄 3g，桂枝 6g，防风 6g，荆芥穗（炒）10g，杏仁 10g，黄芩 12g，虎杖 30g，泽兰 12g。

【加减法】若内热较重时，辛温疏散之药当少用，酌用清热之品，方中可减麻、桂、荆、防，加马尾连 10g、栀子 10g、银花 12g。若湿热夹滞，舌苔黄腻垢厚，可于方中酌用化滞之品，轻则加焦麦芽 10g、焦山楂 10g、焦神曲 10g、鸡内金 10g。重则可用川军炭、生大黄之类，但量不可重，重则攻伐过度，反而伤脾。总之，治湿热夹滞，必须湿、热、滞互相参酌，不可偏执一端。

### （二）风胜湿，苦泄热，佐以淡渗

湿重于热，黄染明显，口淡乏力，舌胖滑润，脉象濡软。用疏风苦泄，少佐淡渗方法，宗茵陈五苓散为治。

茵陈 30g，泽兰 12g，桂枝 6g，防风 6g，苍术 12g，泽泻 12g，茯苓 12g。

【加减法】若表湿较重，必加宣化药，如苏叶、羌活、独活等；在中焦必当加二陈汤、苍、白术之类；在下焦必重用淡渗之药，如滑石、泽泻、冬瓜皮、茯苓皮等。若热邪较重时，加苦泄之药，但不可过量，防其伤脾而成中满。

### （三）苦寒清泄，少佐芳化

在黄疸病人中，如热重于湿时，必以口苦心烦为主，大便干结，小溲赤黄，舌红苔黄，脉多滑数，或滑数有力。治宜苦寒清泄方法，宗茵陈蒿汤方意。

茵陈 24g，虎杖 30g，山栀 6g，防风 6g，荆穗炭 6g，黄柏 6g，大黄（后下）3g。

热胜之时，易于伤阴，本阶段慎用淡渗利湿之品，因为过用此品，湿未必能祛，反易使阴分受伤，热反增重。

## 阴　黄

面目黄色晦暗如烟熏，精神萎弱，乏力困倦，四肢不温，畏寒少食，大便溏薄不实，或便如黑色，便后气短，小溲不利，舌淡苔白，体胖有齿痕，脉多沉迟，或沉细无力，晚期腹部胀满，甚则如鼓，或有筋现脐突之危象。

### （四）温寒健脾，化湿退黄

体弱，下元不足，脾肾虚寒，湿郁发黄，苔白滑，脉沉迟。必须用温运健脾，以化湿退黄。

桂枝 10g，苍、白术各 10g，半夏 12g，陈皮 6g，干姜 3g，淡附片（先煎）3g，淡吴萸 3g，苏木 9g。

【加减法】若由于脾阳不运，湿阻不化，气机不开，黄染日久不退，必要时加入风药助其升阳，阳升而郁自开，湿渐化而黄可退。若脉象有力，苔白腻厚，可加草豆蔻 3g 或白蔻仁 3g，以燥湿开郁。

### （五）温寒化湿，益气补正，以退阴黄

寒邪偏重，手足逆冷，畏寒喜暖，大便溏稀，小便清长，舌白胖而苔滑腻，脉沉迟，按之无力，甚则沉细微弱。可用益气补正，温寒化湿法。

附子（先煎）10g，干姜 3g，党参 10g，白术 15g，茯苓 15g，肉桂 3g，黄芪 12g，炙草 12g。

【加减法】若体质过弱，或年老体衰，可加人参粉（另服）6g、鹿茸粉（另冲）1~2g、河车粉（另冲）3g。若肾阳素亏，可加附子（先煎）至 20~30g、巴戟天 10g、淫羊藿 10g、仙茅 10g。若阳气不能运化，升力不够时，可加升麻、柴胡、防风之类以升阳疏化，助其脾运。

（六）养血柔肝以缓胁痛，调和气血退其阴黄

体质薄弱，肝血不足，血虚经脉失养，过劳则胁间作痛，绵绵不绝，性情急躁，脉象细弦。当以调养气血为基础，以化湿郁而退黄。

柴胡6g，当归10g，白芍15g，茯苓12g，白术10g，香附10g，绿萼梅10g，阿胶珠10g。

【加减法】若血虚而有郁热者，加凉血育阴之品，如丹皮10g、赤芍10g、白头翁10g。若湿阻不化，可于方中加防风6g、黄芪10g，以益气升阳，疏化湿邪。

（七）咸寒以柔肝，活血以祛瘀，扶脾以除满

肝脾肿大，日渐硬化，面色黑浊，大便干结，脉象弦细。最易导致出血性疾患，宜用本法缓缓图之。

柴胡6g，炙鳖甲（先煎）12g，苏木6g，蛴螬3g，当归6g，冬瓜皮30g，茯苓15g，赤、白芍各12g，生苡米（先煎）60g。

在肝硬化后期，用药不可过急，每两日一剂，重在护理与调养，令患者心情愉快，树立治疗信心，增强体力锻炼，不可过食高蛋白，防其增加肝脏负担，消化吸收不良，于病情不利。

## 疝气（七法）

疝，有两种解释，一指少腹牵引睾丸作痛，或睾丸肿痛；一指腹中攻击作痛。张子和说："诸疝皆归肝经"。肝乃厥阴之脉，络阴器，抵少腹，故疝气多与肝有关。中医将疝分成寒疝、㿗疝、水疝、狐疝、气疝等，历代医家积累了丰富的治疝经验，临床疗效颇佳。兹将治疝七法分述如下。

（一）温肝散寒，以缓疝痛

寒疝阴囊冷痛，睾丸硬结，得温则减，逢寒则重，甚则坠胀，四肢逆冷，便溏溲长，舌淡腻，脉沉迟。宜用温肝散寒方法。

炒小茴香6g，肉桂子4g，高良姜4g，干姜4g，沉香1.5g，吴茱萸5g，附子（先煎）6g。

【加减法】若兼肝郁气滞者，先以疏调之剂，或于方中加香附10g、木瓜10g、晚蚕沙（炒）30g。若中气虚者，方中加党参10g、桂枝10g、白术10g、

当归10g、艾叶6g。若寒邪较重，服上药有所减轻，但不能尽愈者，可于方中增附子之量至10~20g，吴萸加至10g，再加川椒目6g。外用熨法：食盐1000g炒热，加茴香子60g再炒，以香味出为度，加食醋60g，熨痛处。

### （二）温寒化湿，以消囊肿

癞疝，睾丸肿大重坠，如斗如升，不痒不痛，周身酸楚，腰重作痛。此属阳气不足，湿邪下注，必须用温寒化湿方法。

柴胡6g，升麻6g，小茴香10g，川楝子10g（巴豆同炒，去巴豆），木香6g，荜茇6g，附子（先煎）6g，茯苓12g。

【加减法】若湿邪较重时，加苍术6g、防风6g、赤苓10g。若属络脉不和者，加桑枝15g、丝瓜络10g、赤芍10g、红花6g，以通络活血。

### （三）清化湿热，以退囊肿

水疝，阴囊水肿疼痛，光亮透明，甚则痒出黄水，少腹按之有水声，脉象沉实且数。用清化湿热方法，以利三焦，而退囊肿。

川楝子10g，大腹皮、子各10g，栀子10g，黄柏6g，黄芩10g，茯苓30g，车前草12g，橘核10g，防风6g。

【加减法】若三焦不利者，可加苏叶6g、杏仁10g，以宣肺气，并畅三焦。若湿盛而热象不显，气机阻滞，三焦不通者，可酌情加宣阳化湿之品，药如：桂枝6g、白术10g、生姜3g、茯苓10g。

### （四）温下元，调气机，以退疝肿

寒湿水疝，舌白苔滑者，脉象沉迟。可用温下元，调气机方法，以退疝肿。

橘核10g，荔枝核12g，炒小茴香10g，川楝子10g，海藻15g，昆布15g，通草3g。

【加减法】如脉迟身冷，面色苍白，当加桂枝3g、附子（先煎）3g、川椒3g，以温肾化水。

### （五）行气逐水，消肿拈痛

水疝实证，脉沉滑有力。可用行气逐水方法，以退囊肿而拈痛。

川楝子10g，炒小茴香6g，海藻15g，黑、白丑末各（冲）1g。

【加减法】若药后水肿见轻，可去黑、白丑，酌加通阳气而利三焦之品，如苏叶6g、桂枝6g、生姜皮3g、冬瓜皮15g。

（六）补中举陷，以退狐疝

疝病气虚，行动站立则发作，偏坠沉重，卧则缩回少腹。古称“狐疝”，可用补中举陷方法。

黄芪 15g，党参 15g，升麻 6g，柴胡 10g，陈皮 6g，炒小茴香 6g，白术 10g，当归 10g，橘核 10g，荔枝核 10g。

【加减法】若中气过虚，阳气不足时，加肉桂 6g、附子 6g，并可加人参粉（分冲）3~10g。外治法：可用“丁”字托垫，或加外用洗药、敷药。

（七）温肝理气，以缓疝痛

气疝因气滞而引发，以气窜为主者，治当温肝理气，以退其疝，可用天台乌药散之类。

旋覆花（包）10g，炒小茴香 3g，橘核 10g，青皮 6g，川楝子 10g（同巴豆炒过，去巴豆），沉香末（冲）1g。

【加减法】若因气郁或暴怒而疝气发作，可加苏叶、梗各 10g、杏仁 10g，以宣肺气而畅三焦。若有郁热时，可用苦寒泄热，疏理气机的药物，配合外用熨敷。

## 附：奔豚气（二法）

奔豚气是自觉气从少腹上冲胸中及咽部，如猪之奔，来势甚猛，甚则至厥。病虽似重，但纯属自觉症状，并无器质性病变，相当于现代医学之神经官能症。临床常见的有两种类型，治疗法则如下。

（一）苦泄折热，降逆定冲

惊恐之后，肝郁蕴热，气机横逆，甚则气从少腹上冲胸咽，形体瘦弱，面色干黑，心烦急躁，溲赤便干，甚则夜梦惊急，脉多弦细滑数。可用泄肝热、降气逆方法，仿奔豚汤意。

生桑皮 15g，白芍 15g，生草 6g，半夏 12g，黄芩 10g，葛根 10g，川楝子 10g，代赭石 10g。

【加减法】若大便干结，舌苔黄厚质红者，可加龙胆草 3g、瓜蒌 20g、片姜黄 6g。若血虚体弱者，可加养血药物。也可用甘草 20g、大枣 20 枚、浮小麦 30g 煎汤送逍遥丸 6g。亦可用四物汤、二至丸合方化裁。

（二）温阳散寒，降逆定冲

素体心阳不足，水饮内停，偶遇惊恐，水寒之气上冲，自觉气从少腹上冲心胸，神志不安，神疲乏力，舌胖苔白，脉沉弱。宜用温阳散寒方法，仿桂枝加桂汤。

桂枝10g，白芍15g，炙草10g，生姜3g，大枣20枚，上肉桂粉（冲服）1.5g。

【加减法】若中气不足者，可加参、芪、苓、术之类。若下元不足者，可加附子（先煎）10g、干姜6g。这种病主要因情志抑郁而起，应当告诉病人，注意心情愉快，锻炼身体，饮食宜于清淡。

## 臌胀（五法）

臌胀是因腹部膨胀如鼓而命名。《内经》认为："浊气在上，则生䐜胀"。明·张景岳曾指出：血气结聚，不可解散，其毒如蛊，亦名蛊胀（"蛊"与"鼓"同）。从其病因来分析，有因气、因血、因食、因虫、因水的区别，故而臌胀又有气臌、血臌、食臌、水臌等名。这种病的诊断与治疗确有一定困难，应当细致检查处理。

### （一）疏调气机，以退臌胀

气臌腹部臌胀，叩之有鼓声，胸胁支胀且痛，胃纳不佳，食后腹胀，得嗳气或矢气则舒，小便少，苔白腻，脉弦滑。用疏调气机方法。

旋覆花（包）10g，苏梗、子各6g，杏仁10g，白檀香3g，紫降香3g，半夏10g，大腹皮10g，木香6g，砂仁（研冲）3g。

【加减法】若早期体质尚可时，方中加少许活血之品，以调和气血。若气郁且热，脉弦实有力者，方中可加行气利膈之品，以泄其标。若血虚气弱时，当减疏气之味，酌情加用养血益气之品。如确需疏展气机，可少用或暂用散气疏调之药，但不可多用、常用，防有耗散之弊。

### （二）调气和血以祛其瘀，疏通络脉而除血臌

臌胀日久，从气分入血分，腹大坚满，腹皮隐隐色紫，胁下有痞块，面色黧黑，舌瘦，质紫且干，有瘀斑，脉沉涩。当以活血祛瘀为主，仿膈下逐瘀汤意。

旋覆花（包）10g，片姜黄6g，当归10g，赤芍10g，延胡粉（冲）2g，炒五灵脂10g，红花3g，香附10g。

【加减法】若正气不足时，不能单纯用破血化瘀之品，防其消耗正气，必须以养血为主，配合一些活血药物，以缓缓攻消。若属气滞为主，一定先调气机，

俟气调则血自活矣。

本证发病时日久而病情重，邪踞深而正气耗，不可急于求成而率投猛剂，应当重病轻投，久病缓治，可用丸剂、散剂、膏剂长服，适当配用汤剂，不能专赖汤剂以求速功。

（三）温化水湿，以退水臌

水臌者，腹皮薄而色苍，筋现脐突，面色萎黄，小便少，畏寒，便溏，苔白腻，脉象沉濡且弱。故治疗可用温化水湿为主，考虑苓桂术甘汤或实脾饮之类。

附子（先煎）3g，干姜 3g，茯苓 20g，白术 10g，桂枝 3g，草果 3g，大腹皮 6g，木香 6g。

【加减法】若属寒湿较重，颜面及下肢浮肿者，可加益气温阳之品，附子可加至 20g、干姜加至 10g、肉桂子 3g、炒川椒 3g。若阳虚气弱者，加黄芪 30g、党参 10g，或人参粉（冲）3~5g。

（四）苦泄导赤，分消退臌

水湿蕴热，腹大如鼓，心烦急躁，口苦梦多，溲赤便干，舌红苔腻，尖部起刺，脉弦滑数。必当先用清化湿热方法以退水臌。

苏叶 3g，杏仁 10g，栀子 6g，大黄（后下）2g，竹叶 3g，木通 3g，冬瓜皮 30g。

【加减法】在湿热阶段，如属肺气不宣时，仍以宣肺为主，用麻黄 3g、防风 6g、杏仁 10g。若病在中焦，甚则喘满、脉实者，可加葶苈子 3g、生桑皮 10g、厚朴 6g、大腹皮 10g。重点在下焦时，可在宣阳解郁的基础上，用清化湿热方法，方中加用泽泻 10g、冲天草（水葱）10g、滑石 10g。

（五）滋养肾阴而折其热，软坚散结以消臌胀

腹水日久，化热伤阴，故口鼻出血，五心烦热，心烦夜梦，形体逐渐削瘦，口干舌绛，脉多弦细略数。用滋养肾阴，软坚散结方法。

生地黄 20g，生白芍 15g，丹皮 10g，炒地榆 10g，大腹皮 10g，知母 6g，沙参 10g，香犀角*粉（冲）0.3g。

【加减法】若肺气不宣时，可加宣肺气之品。

若肝经郁热较重，仍宜泄肝折热，加龙胆草 3g、黄芩 10g、川楝子 6g。

---

*注：犀角，现已禁用。凡本书所用之犀角，均可用 30 倍量的水牛角代替入煎剂。

臌胀的种类很多，治疗也要分成几个阶段。在早期多为气滞湿阻，蕴郁化热，故症状多见胸闷腹胀，五心烦热，舌红苔腻，脉多弦滑，当以疏调肝郁为主。再根据其兼证，配入相应药物。

在中期，多为标实而本虚，故形体日瘦，面色暗浊，小溲短少，夜梦纷纭，舌质红而苔黄，脉细弦数。根据热的重轻，可考虑用丹栀逍遥散、龙胆泻肝汤等方化裁；若患者素体阳虚，脾胃运化欠佳，可用枳术丸、香砂六君子丸之类。

晚期阶段，标实大增而正气日衰。久病肝、脾、肾俱伤，气血大亏，水浊壅塞不通，病人心情急躁，夜间难以入寐，愁思阴伤日甚，热郁而面色黑浊，形瘦枯槁，腹胀如鼓，有增无减，食后胀势尤甚，脐突筋现更为明显。虚热化火，热迫血分，牙龈、角口、大便出血较重，心中如焚，舌红苔焦黑，龟裂起刺，牙齿干燥无液，逐渐入于昏迷状态，脉细如丝，按之弦数，预后不良，时刻有呕血、便血而亡的可能。滋液则有碍气机；益气则增火助热；利水恐更伤其阴，可以考虑大补阴丸、犀角地黄汤等方化裁。但药量不可过重，药味不可过多，防其治此失彼，与病无益也。

## 水肿（八法）

水肿是体内水液潴留引起周身浮肿的疾病。其病机是肺、脾、肾三脏功能失调，三焦水道不利。肺气不宣，不能通调水道；脾失健运，水湿不得运化；肾失温化，水气泛滥；三焦不利，水道不通，均能产生水肿。《金匮要略》根据不同的病因和脉证将水肿分为风水、皮水、正水、石水、黄汗五种。又根据水邪偏胜某脏，即可出现某脏病证的特点，定出五脏水的名称。

水肿的辨证，广义的可分为“阳水”与“阴水”两大类。阳水属表属实，包括风邪侵袭，水湿浸渍，湿热蕴结；阴水属里属虚，包括脾肾阳虚或阴阳两虚。治疗阳水多从祛邪入手；治疗阴水则多以扶正为法。

### （一）宣肺气以化湿邪，利三焦而消水肿

湿热内蕴，风邪外袭，肺气失宣，三焦不利，身热头晕，眼睑头面浮肿，逐渐波及上肢、胸部及全身，恶风，骨节酸痛，舌白苔腻，脉浮数。可用本法治疗，宜越婢加术汤法。

麻黄 3g，生石膏（先煎）25g，杏仁 10g，甘草 10g，生姜 3g，大枣 5 枚，苍术 6g。

【加减法】若病人对麻黄过敏，或血压较高时，去麻黄，改用苏叶6g。若病人服麻黄有效，脉象血压皆正常，可加大麻黄用量。

### （二）清热凉血，宣肺化湿，通利三焦，以退水肿

肺气不宣，三焦不利，湿热蕴蓄，身热烦渴，一身浮肿，头晕且胀，甚则神志昏迷，小溲赤少，甚则尿中带血，舌红绛而口干，脉弦滑且疾数。必须清热凉血，宣肺化湿为法。

苏叶3g，荆芥穗10g，防风6g，蝉蜕6g，生石膏（先煎）30g，杏仁10g，赤芍10g，连翘25g，鲜茅、芦根各30g，焦山栀12g，菖蒲9g。

热重者酌情加局方至宝丹半丸分两次服。

【加减法】若肺胃热盛者，加生石膏（先煎）30g、黄芩10g，以泄肺胃之热。若舌苔黄厚者，加入消导之品，如保和丸之类。若尿中带血者，可于原方酌减辛宣药物，加炒地榆10g、炒槐米10g、白头翁10g，以清化下焦湿热，凉血止血。

### （三）宣气机通畅三焦，泻腑浊峻下逐水

热与水结，三焦不通，发为水肿。周身沉重，胸脘痞满，小溲黄少，大便干结，舌苔老黄垢厚，质红且干，两脉沉弦且实，按之有力。脉症皆实，可用峻剂猛攻以逐水邪而退肿势，仿舟车丸之类。

苏叶6g，羌活6g，防风6g，青、陈皮各9g，茯苓皮15g，大腹皮10g，赤小豆15g，商陆6g，黑、白丑粉各（冲）1.5g，太乙玉枢丹（研冲）1.5g。

【加减法】若服药后大便泻势较重者，暂停服药，缓一日再服。若脉症仍实者，可再服1剂。若患者体质较差，服1~2剂后，当改用平和之剂。根据具体情况，改用利水、祛风、扶脾等法。总之，早期以宣疏为主，晚期当考虑扶正。饮食亦当加倍注意。

### （四）益气补中以温阳化水，扶脾利湿而退其浮肿

水肿日久，脾运大伤，四肢浮肿较重，皮肤光亮，按之窅而不起，小便不畅，舌淡苔白腻，两脉濡缓。必须用益气扶脾利湿法以退水肿。

黄芪12g，桂枝6g，苍、白术各6g，防风6g，防己12g，茯苓20g，大腹皮10g。

【加减法】若服药有效时，可以加大剂量。若服药后，心烦梦多，肿势不减，甚则舌红口干，此属热郁于内，必须先清其热，后议温阳。

### （五）温脾阳，化饮邪，以退阴水

水肿日久，正气不足，脾阳不振，运化无权，全身高度水肿，面色萎黄不华，胸脘闷胀，食欲不佳，大便溏薄，小溲不畅，四肢发凉，脉象沉缓力弱。可用温脾阳且化饮方法。

黄芪 30g，防己 12g，防风 6g，苍、白术各 10g，茯苓 20g，桂枝木 10g，淡附片（先煎）6g，干姜 6g。

脾阳不振，水饮不化，多因命门火衰而致，必须用桂、附以温命门，俟命火壮，脾得温，则水自化矣。

【加减法】若元阳不足，命火过衰，可加重桂、附之量。

### （六）益脾阴，清虚热，活络退肿

水肿亦有因脾阴伤而致者，往往脾阴不足，虚热内生，胃有湿滞，络脉不和，症见周身浮肿，心烦口干，小溲短赤，舌质红瘦，脉象细数。必当益其脾阴，清其虚热，通络化湿，以退其肿。

沙参 10g，生山药 20g，生扁豆 20g，生苡米 20g，冬瓜皮 30g，生白术 10g，丝瓜络 10g，大腹皮 10g。

【加减法】若湿邪较重时，也可加些风药，以散风祛湿，使湿邪化则肿易退。若胃中积滞不化，舌苔糙垢者，可加焦三仙各 10g。

### （七）温肾以通阳，气化肿自消

肾阳不足，全身弥漫作肿，腰以下为重，按之窅而不起，精神困倦，四肢不温，舌体胖嫩，苔滑润。用温肾通阳，化气退肿方法。

淡附片（先煎）10g，淡吴萸 6g，淡干姜 6g，炒川椒目 3g，云茯苓 30g，冬瓜皮 30g，肉桂子 3g。

【加减法】若属肾阳不足，下肢清冷，可酌将药量加重。如兼中气不足时，加益气补中之品，如参、芪、术、草之类。若虚阳上浮，头目眩晕者，可加生龙骨、生牡蛎各 30g 以潜阳定眩。

### （八）益火填精调补阴阳，化气行水以退其肿

久病脾虚及肾，阴阳两亏，浮肿经久不愈，下肢尤甚，面色萎黄，一身乏力，腰脊酸痛，有时心烦急躁，舌胖腻而尖部发红，脉沉弱，按之弦细。必须既温阳又填精，阴阳两顾。

附子（先煎）10g，白术 12g，芍药 12g，茯苓 30g，当归 12g，熟地 18g，

芡实25g，山药25g，山萸肉10g，泽泻6g。

【加减法】本方既治脾肾之阳虚，又顾脾肾之阴亏，临床可根据脉、舌、色、症，分清阴阳两者亏损程度之重轻，酌情加减。若阴阳两虚之外，又有热郁于内时，可先用丹栀逍遥散以调肝解郁清热，俟其郁解热除，再行调补。

## 五淋（九法）

小便淋沥涩痛叫作淋证。中医方书中多分为五淋：气淋、石淋、血淋、膏淋、劳淋。分别讨论其治疗法则如下。

### （一）清利湿热，化石通淋

石淋多因阴虚热盛，湿阻不化，结于下焦而致，症见少腹隐痛，小便艰难或浑浊，尿中夹有砂石，痛不可忍，砂石排出后疼痛即减。一般采用清利湿热、化石通淋方法。

石韦30g，冬葵子10g，杏仁10g，瞿麦10g，防风6g，琥珀1g（研细末，装胶囊送下）。

另用金钱草30g煎汤代茶，随时饮之。

【加减法】湿热互阻下焦，除药物治病外，更主要的是在生活上加以节制，以解除产生湿热的原因。当须注意两个方面：一是控制饮食，一定忌辛辣、酒；二是锻炼身体，以使气血通畅，代谢旺盛，砂石自行排出。

### （二）疏理气机，以通水道

气淋因气滞而生者，多见少腹满痛，小便艰涩难下，且溺有余沥，六脉弦实。用疏理气机方法，以畅其水道。

沉香（研冲）1g，石韦30g，滑石10g，瞿麦8g，冬葵子30g，当归10g，通草12g。

【加减法】若肺气不宣，胸闷脘胀者，加苏叶3g、杏仁10g、荷梗15g、郁金6g。若气分郁滞较重时，可加白檀香3g、紫降香5g。若有血分瘀滞，可酌加活血通络之品，如蟋蟀两对研细冲入。

### （三）培补中气，以畅水道

气淋属虚者，多小溲淋沥，少腹隐隐坠胀，甚则脱肛气坠，一身乏力，大便溏薄，食纳不甘，苔白润滑，脉多沉濡力弱。用益气补中方法以畅水道。此类淋病，往往有遇劳即发者，称为劳淋，其治仍同此法。

黄芪 15g，党参 9g，白术 10g，陈皮 6g，当归 9g，升麻 6g，防风 3g。

【加减法】若肺气不足，中阳又虚，可加重方中参、芪之剂量，以补益脾肺之气。若兼有气郁者，方中可加苏梗 6g、杏仁 10g、郁金 6g、香附 10g。若因升降失和，方中加旋覆花（包）6g、代赭石 15g。若劳淋气虚阳衰，肾气不固者，可于方中加鹿茸粉（冲）1g、海马粉（冲）3g，甚则可加附子 3g、肉桂 3g。

### （四）清湿热，凉血分，以止溲红

血淋是由湿热蕴于血分，下迫州都之官而致，症见溺中带血，血色红紫，尿道热痛，舌红苔腻且黄，脉数有力。法当清湿热，凉血分，仿导赤散意。

细生地 15g，杏仁 10g，木通 3g，竹叶 6g，生甘草 10g，炒槐花 10g，白头翁 12g。

【加减法】若因外感，荣卫不和，兼头痛恶风，周身酸痛者，可加苏叶 6g、荆穗炭 10g，以和血调气疏表。若血热郁结较重，大便色黑或干结时，可加大黄 3g，或大黄粉（冲服）0.5~1g。

### （五）育阴清热，和血止红

血淋日久，阴分热炽，心烦急躁，夜寐梦多，日晡低热，五心灼热，舌红口干，脉细弦略数。用育阴清热，和血止红方法，仿小蓟饮子化裁。

小蓟 15g，鲜藕 30g，生蒲黄 12g，侧柏炭 10g，阿胶珠 10g，茜草根 10g，白芍 15g，炒槐米 12g。

【加减法】若血热阴伤重者，可用鲜藕 100g 打汁、鲜汉三七 100g 洗净打汁或三七粉 3g 拌匀、鲜白茅根 100g 打汁、鲜生地 100g 打汁，徐徐饮之。若溲时痛势较重，可加血琥珀末 3g、云南白药 1g 共装胶囊服下。

### （六）益气养血，保元止红

血淋已久，气血两虚，脾失统摄，面色萎黄，心悸气短，唇白舌胖质淡，脉象虚弱无力。可用养血益气保元方法。

肉桂心（研冲）0.5g，炙甘草 15g，人参粉（研冲）3g，黄芪 20g，白术 10g，当归 10g，龙眼肉 30g，净丝棉（焙灰冲）3g。

此属脾虚气不摄血之证，用药多为甘温之品，因此必须详诊细辨，防其内有热郁而错投温补。

（七）分利湿热，化浊通淋

膏淋乃湿热久蕴，膀胱不畅，小溲浑浊，腻如膏脂，溺时茎中涩痛，大便略干，舌红苔白腻，脉象滑数，两尺尤甚。可用分利湿热，化浊通淋方法，仿萆薢分清饮意。

荠菜 30g，萆薢 12g，石菖蒲 10g，生草梢 10g，乌药 6g，茯苓皮 15g，瞿麦 6g，海金沙 10g，通草 12g。

【加减法】若尿液如膏如乳，可将荠菜加量，或单用荠菜汁 100g 代茶饮之。若湿郁不解，可加风药而胜之，如防风 6g、独活 6g。若三焦不利，肺失宣化，可加苏叶 3g、杏仁 10g，以开肺气而利三焦。若属湿滞不化，舌苔黄腻者，加焦麦芽 10g、焦神曲 10g、焦山楂 10g、焦槟榔 6g。若大便干，舌苔老黄者，酌情加大黄（后下）1~2g。

（八）益肾气，化湿邪，以通水道

肾气不足，湿邪不化，水道不通，小便淋沥艰涩，舌淡苔滑，脉濡而弱。可用益肾气，化湿邪方法，以通其水道。

菟丝子 10g，芡实 12g，山药 30g，莲子肉 10g，枸杞子 10g，茯苓皮 20g，生龙骨（先煎）20g。

【加减法】若肾气不足，二便失司，小溲不畅，经常腰痛乏力，四肢不温者，可酌加桂、附以温肾通阳。若湿热不净，仍须参用清化湿热之品。

（九）滋肾水，温命火，以充下元

劳淋日久，损及先天，下元不足，阴阳两亏，稍有劳累淋病即发者，当以滋肾水温命火为法。

熟地 10g，山萸肉 10g，山药 30g，菟丝子 10g，巴戟天 10g，仙茅 10g，淫羊藿 10g，杜仲 10g，补骨脂 10g。

若服药有效时，可令病人服金匮肾气丸之类丸药缓缓调补。根据体质恢复程度可适当增加体力活动，否则气化不行，三焦不利，疗效难以巩固。

癃闭、五淋之类的疾病，主要是三焦气化失常，与肺、脾、肾三脏有密切关系。若久治而疗效不甚显著者，当进一步在泌尿科检查，如有结核、肿瘤或早期癌变，宜中西医结合，内外科合作治疗，才能取得较好的效果。

# 遗尿（三法）

遗尿，是指小便不受意识控制，自行排出体外而言。其有频数不禁者，多见于老年，肾气不足使然；有睡中自遗者，以幼儿为常见；若发于青壮年，则病多复杂，当仔细推敲。

一般对遗尿多责之为虚，称之为肾气不足，固涩无权。当然，遗尿属虚者不少，但是属热属实，或湿热下注，影响厥阴，或迫及下元而致遗尿者，亦常有之。在发热病中，也常伴有遗尿，一定分辨清楚，辨证施治，不可一概以虚论之。

### （一）清泄胆火，芳化湿邪，以止遗尿

湿热下迫，厥阴受扰，宗筋失和，遗尿时作，大便溏，周身酸楚，心烦口干，苔白腻，脉象濡滑略数。用苦泄芳化方法。

泽兰叶（后下）15g，苏、藿梗各10g，柴胡6g，黄芩10g，防风6g，苍术6g，黄柏6g，杏仁10g。

【加减法】若湿热较重，下肢浮肿，小溲时遗而不畅，周身酸沉，舌苔黄腻，可于方中加防己6g、茯苓皮15g。若热重，大便干结，脉象弦实者，可加川楝子10g、龙胆草1~2g。若经络不和，周身作痛，可于方中加秦艽10g、羌活6g、独活6g、丝瓜络10g、桑枝15g。

### （二）清泄肝火，定眩止遗，治在厥阴

肝热化火，晕眩耳鸣，心烦口苦，大便干结，溲赤而臭，时而遗尿，舌绛干裂，六脉弦实有力。当用清泄肝火方法。

龙胆草4g，炒山栀6g，黄芩10g，柴胡6g，防风6g，杏仁10g，黄柏6g，知母6g，川楝子10g，灯心草0.5g。

【加减法】若舌绛口干，阴分不足者，可于方中加凉营养阴之品，如生地30g、丹皮10g、赤芍10g、白头翁10g、炒地榆10g。

### （三）益中气，温下元，止其遗尿

老年体弱，脾肾气虚，不能固摄，经常腰痛，四肢逆冷，小便点滴而下，不能自禁，脉沉弱迟缓。可用本法，仿桑螵蛸散。

生黄芪12g，桑螵蛸10g，海螵蛸10g，补骨脂10g，覆盆子10g，麻黄2g，生牡蛎（先煎）30g。

【加减法】若属命门火衰，肾阳不足者，加附子（先煎）6g、肉桂子6g、炒川椒3g、胡芦巴6g、对蚕蛾6g。若督脉不足，腰脊冷痛，小便失禁者，加鹿茸粉（冲）1~2g、胎盘粉（冲）3g、人参粉（冲）2g。

## 浊病（一法）

浊病，是指尿道流出白色浑浊黏液，没有痛苦感的疾病。符合现代医学的前列腺炎症。一般分为两种：混有血液者为赤浊；不混血液者为白浊。导致浊病的原因，主要是湿热下注，其与肾阴不足，膀胱气化功能不畅，及过嗜肥甘，食滞不化等，均有一定关系。此外，体力活动过少，气血壅滞不行，亦是湿热郁滞不化的原因之一。

清化湿热，宣畅气机，通利三焦，以止其浊，是治浊病的主要方法，但又必须结合病情及体质，灵活化裁。对于老年体弱气虚之人，常需清化湿热与补益中气相结合。年青阴虚且热者，又当清化湿热与育阴并用。同时，一定要适当控制饮食，禁食辛辣油腥及糖类食品，坚持适量体力活动，才能收到满意效果。

柴胡6g，荆穗炭10g，防风6g，黄柏6g，苍术3g，焦三仙各10g，茯苓30g，鸡内金10g。

【加减法】若属老年气分不足者，可于方中酌加益气补中药物，如黄芪10g、太子参6g，但须注意量不宜多，防其助火增热。若湿热下注，又兼阴虚心烦者，方中去苍术及茯苓，加白芍10g、玉竹10g。若尿浊而混有血液者，方中加凉血之品，如小蓟10g、白茅根30g、赤芍10g。

## 癃闭（四法）

小便点滴而下为癃，小便涓滴皆无为闭，小便淋沥涩痛为淋，三者表现不同，应当鉴别清楚。癃与闭，只是程度轻重的不同，其致病原因很多，但究其病机应当考虑三焦气化不利。《内经》指出："膀胱者，州都之官，津液藏焉，气化则能出矣。"若膀胱气化失职，则成癃闭之证。若其他有形的东西阻塞尿道，如结石、肿物等，须检查清楚，辨证施治，才能达到目的。

### （一）宣畅肺气，导热下行，以解癃闭

肺经有热，上焦之气不行，上见咽干烦躁，口渴欲饮，呼吸短促，下见小

便癃闭不下，脉弦滑，苔黄腻。用宣肺以开天气，导热以利水道方法。

苏叶 6g，杏仁 9g，淡豆豉 12g，炒山栀 6g。

【加减法】若过服寒凉利尿之药，苔见白滑，胸部满闷，两脉弦涩，神气呆滞，自觉乏力，当停寒凉通利之药，改用本方以调和升降，宣畅气机。若过用寒凉利尿，耗伤阳气，症见汗出乏力，阵阵心悸，舌胖淡而脉虚濡，甚或沉取细弦而小者，宜加宣肺温中之品，药如麻黄 3g、杏仁 10g、茯苓 10g、党参 10g、生黄芪 15g；若利尿伤阴，而见舌绛口干者，可改用西洋参（另煎兑）3g、天冬 10g、麦冬 10g、五味子 10g，切不可再用利尿之品。

### （二）补中气扶脾阳，求其化气利尿

脾阳运化失灵，三焦不得通畅，胸中满闷，肢体酸沉，一身乏力，小便不爽，脉象濡缓。以温运脾阳方法，俟天气开而地气通。

黄芪 12g，党参 9g，升麻 3g，柴胡 6g，白术 10g，茯苓 12g，陈皮 6g。

【加减法】中气不足，脾阳不振，三焦不畅，必须补中气以促气化，俟气化行而三焦畅，小便自利。若兼肝郁气滞时，当佐以调肝解郁之品，俟其郁解气行则三焦自利。

### （三）温命门，补下元，小便自通

肾司二便，主前后二阴，由于肾阳不足，命火衰微，二便失司，而见面㿠身肿，下肢清冷，神气怯弱，小便点滴难下，舌嫩苔白，脉象沉细。可用温补肾阳方法。

附子（先煎）10g，肉桂 3g，熟地 12g，山药 30g，山茱萸 10g，芡实 10g，茯苓 10g，五味子 10g。

【加减法】若兼中气不足，当加黄芪 10g、党参 10g、白术 10g、炙草 10g。若兼肺气郁闭，三焦不得宣畅，可加杏仁 10g、苏叶 6g、苏梗 6g、防风 6g，以畅肺气而利三焦。

### （四）甘寒育阴，苦泄折热，化气利尿

肾阴不足，虚火内炽，五心烦热，小便点滴难下，脉细数，舌干绛。可用甘寒育阴，苦泄折热，化气利尿方法，仿滋肾通关丸意。

知母 6g，黄柏 6g，生地 12g，茯苓 10g，肉桂 3g。

【加减法】若肾阴不足，而邪热不重者，可减苦寒之味，加阿胶（烊化）10g、玉竹 10g、沙参 10g、海参（先煎）3g。若有肝经郁热时，参用调肝折热

方法，可于方中合入丹栀逍遥散化裁。

## 消渴（七法）

消渴病以多饮、多食、多尿为主要症状，根据其三多的偏重，而成三消。《素问·通评虚实论》说："凡治消瘅……甘肥贵人，则膏粱之疾也。"《素问·奇病论》也说："肥者令人内热，甘者令人中满，故其气上溢，转为消渴。"从以上经文可知，消渴的原因，一般以多食肥甘、饮酒过度而成。肥者令人内热，甘者令人中满，内热消灼津液，故口干欲饮，愈消愈渴，则成上消；膏粱美餐过甚，胃热过盛，则消谷善饥，遂成中消；情志因素也是本病主要原因之一，《儒门事亲》中说："消渴一证……不戒嗜欲，不节喜怒，疾已而复作"。由于不戒嗜欲，以致下元亏损，虚火上灼，热灼阴伤，则成下消。肾为五脏之根，胃为六腑之海，阳明燥热，阴必受灼，肾阴不足，相火有余，阴越亏而火越炽，可三消同见矣。治疗方法，不外增肾之液，泄胃之火。另外动员患者锻炼，增加体力，逐渐走向痊愈。

### （一）益其气以补中宫，泄胃火以折亢热

在上消阶段，以口渴引饮为主，咽喉灼热，阵阵汗出，心烦梦多，舌胖中干，甚则边尖发红，脉多洪数。一派肺胃热甚，气津两伤之象，可用本法治之。

人参粉（分冲）10g，生石膏（先煎）30g，知母10g，生甘草10g，天花粉10g。

【加减法】若舌红口干，阴伤较甚者，加元参30g、石斛15g、沙参30g、白芍15g。若胸中满闷，或因气郁，或因湿阻，可减少生石膏之量，酌情加苦梗10g、枳壳10g。若属肺气不宣，胸闷较甚者，加炙杷叶15g、瓜蒌皮15g。

### （二）酸甘寒以育阴，苦甘寒以泄热

阳明之热，消耗日久，气阴两伤，症状加重，舌红绛而中裂，脉细小且滑数。不可过用辛寒之石膏，故改为甘、酸、苦、寒合用。

南、北沙参各20g，玉竹10g，知母10g，花粉12g，麦门冬12g，乌梅10g，元参15g。

【加减法】若患者有肝热或胆火，方中加竹茹10g、川楝子10g、柴胡6g、黄芩10g，以疏泄肝经之热。必须先清实热实火，后再议补正。若阴伤较重，口干多饮，饮不解渴，加五味子10g、金樱子10g，若阴伤气也不足时，可考虑增加些山萸肉之类酸甘温药物。

### （三）益其气兼润心肺，补下元以解消渴

上消较久，气分不足，心肺阴伤，口干渴饮，舌白苔润，脉象虚濡无力。可用心、肺、肾三脏齐补法，仿三才汤。

人参粉（冲）1g，天门冬 15g，生地黄 25g，玉竹 12g，花粉 12g。

【加减法】在气分热邪未净时，仍当酌情加生石膏、知母等清热之品，但量不宜重。

### （四）苦泄折热，荡涤宿积

中消以口渴、饥饿为主要症状，善饥欲食，移食复饥，且形体消瘦，性情急躁，面色黑浊，口干渴饮，便干溲黄，脉象滑实。一派实火热郁之象，宜用苦寒荡涤方法，祛其有形之热。

大黄 8g，枳实 8g，芒硝 4g，知母 10g，花粉 12g，甘草 3g。

【加减法】若口干渴饮较重者，方中仍加生石膏。热在气分者，不可畏之而不用，然亦不可用之过量。由于病人形瘦色黑，恐其营养欠佳，不可畏泄热之法。因本证即所谓“大实若羸状”，全是热灼而致。热邪不除，灼热不解，则病无愈期。若又兼气虚时，可减芒硝、大黄之量，加焦三仙 30g、槟榔 10g、胡黄连 6g、鸡内金 10g 亦可。在儿科，可用焦三仙、胡黄连、蝌蚪虫（蝌蚪晾干入药）等。

### （五）滋养肝肾，益肺扶脾

下消以饮一溲二为主症，烦渴引饮，面苍形瘦，耳轮焦黑，小溲不能摄固，沉淀后上浮白沫如麸片。病由色欲过度，肝肾不足而起，以滋养肝肾，填补下元为主，但也必须兼顾肺、脾。

黄芪 30g，人参粉（冲）3g，苍、白术各 20g，茯苓 20g，熟地黄 30g，金樱子 10g，五味子 10g，山药 30g，山萸肉 10g，白芍 20g。

【加减法】若属根蒂不固，下元空虚，可于方中加青毛鹿茸（研冲）1g，并酌加人参之量。若病程较久者，可于方中加仙茅 6g、淫羊藿 6g、海马粉（冲）1g。

### （六）补益化阴，化瘀通络

病日已久，肺、脾、肾皆虚，素体气弱，失于劳动锻炼，中阳运化无能，气血涩滞，血络瘀阻，除用补法，必须兼以化瘀通络。

黄芪 60g，苍、白术各 20g，生、熟地各 20g，茯苓 20g，五味子 10g，苏木

10g，茜草 10g，丝瓜络 10g。

【加减法】若以阳气不足为主，加人参粉（冲）1g、鹿茸粉（冲）1g；若脾运不佳者，加白术 30g、扁豆 20g。若有其他标症，仍需先治其标，后治其本。

（七）扶中补肾以摄尿崩

尿崩症的原因，主要是脾肾不足，气失摄固。早期可考虑肝热，晚期就必须着重补益脾肾。

柴胡 6g，黄芩 10g，黄芪 20g，人参粉（冲）3g，杜仲 15g，巴戟天 15g，炙甘草（煎汤代水）40g，桑螵蛸 15g。

【加减法】新发生的尿崩症，一般以肝木疏泄过度引起，必须以抑制肝木为先，后再填补下元。可用逍遥散。若病久中气不足，下元又虚，不可久服汤剂，应以丸药缓调之。

## 遗精（四法）

遗精的发生，不完全属于病理现象，凡成年男性，身体健康，未婚而偶有遗精，每月不超过 2~3 次，属于正常现象。或已婚青年男子，久不与爱人同居，偶有遗精，亦属正常，不能按病论治。

遗精病，一般分为两大类：梦与女交而遗的为梦遗；无梦而精液自流，或见色流精者，名为滑精。

（一）清泄肝胆，止其遗精

肝胆郁热，相火妄动，内扰精宫，频频梦遗，头晕口干，心烦难寐，大便干结，小便黄少，阴囊潮湿，舌红，脉弦数。治以清泄肝胆方法。

龙胆草 9g，柴胡 6g，黄芩 12g，黄连 6g，栀子 6g，防风 6g，郁金 6g，大黄 6g，木通 3g。

【加减法】若脉细弦，舌绛口干，阴分不足者，可加生地 12g、白芍 12g、玉竹 10g，以育阴清热。若体质不充，脉象不数，大便不干时，可去龙胆草、大黄，加竹茹 10g。

（二）清化湿热，泄其相火，止其遗泄

患者素嗜茶酒厚味，湿热蕴郁下焦，逼迫相火妄动，遗泄时常发作，舌苔黄腻者。宜清化湿热方法以泄其相火。

防风 6g，大黄 3g，荆芥炭 10g，苏梗 3g，栀子 5g，黄柏 6g，冬瓜皮 30g，黄芩 9g，六一散（冲）12g。

此类遗精要特别注意饮食禁忌，凡属助热之品，如鱼、肉、油腻等食物皆宜少用，以防增热。又因其湿重，而甜腻易于助湿，故甜味食物亦须少吃。如能适当增加体育活动，使气血通达，三焦通畅，则更有助于解除湿热之邪。

### （三）滋补下元，壮水泄火

肾阴久亏，相火妄动，虚热扰于精室，封藏失职，精关不固，梦遗滑泄，腰膝酸痛，头晕耳鸣，形体消瘦，面色不华，舌红苔少而干，脉细弦而小数。治当滋肾水以补下元，泄相火而止遗精。

生、熟地各 10g，龟甲（先煎）20g，白芍 12g，黄柏 6g，知母 6g，芡实米 10g，生牡蛎（先煎）20g。

【加减法】若肾阴不足，肾气亦亏者，可于方中加杜仲 10g、补骨脂 10g、川续断 10g、肉苁蓉 10g。若阴损及阳，阴阳两虚者，于本方中加双蚕蛾 6g、肉桂子 3g、山萸肉 6g、龙眼肉 10g，或服肾气丸亦可。

### （四）镇心安神，定志止遗

劳心过度，思欲未遂，虚火妄动，心肾不交，头晕心悸，寐欠安宁，大便干结，口舌生疮，脉象细弦小滑。可用本法。

朱茯苓、神各 12g，沙参 10g，远志 10g，菖蒲 10g，麦冬 10g，元参 15g，生龙齿（先煎）20g。

【加减法】若兼胆热，心烦梦多，惊悸不宁时，可加竹茹 6g、陈皮 10g、半夏 6g。若有肝郁化火时，原方加解郁清热之品，如柴胡 6g、黄芩 10g、郁金 6g、香附 6g。本病除辨证施治外，还须增加体质锻炼，控制刺激性食物，减少情欲刺激，保持神志安逸，精神愉快，才能达到痊愈。至于涩精止遗的药物，如分心木、石榴皮等，在纯虚滑脱之时，偶一用之，亦无不可，若常用多用，每易涩滞留邪，使邪火永无出路，反生他患，故用之当慎。

## 腰痛（六法）

腰为肾之府，足太阳膀胱经过腰脊，肾与膀胱相表里，故肾虚可致腰痛。外感之后，太阳经脉受病，也可腰痛。可见，腰痛有外感与内伤之别。另外，又有闪挫、瘀血及湿阻络脉等原因。所以不可一见腰痛就片面地言肾虚，必须辨证施治，才能得到比较满意的疗效。

### （一）祛风化湿，活络缓痛

风邪外袭，太阳之脉受病，以致经气不通，发为腰痛。腰痛并多抽掣，牵引腿足，上连背脊，或有寒热头痛，舌苔白腻，脉象浮滑。当以祛风化湿，活络缓痛，仿独活寄生汤意。

独活 5g，细辛 1.5g，荆芥穗 10g，防风 6g，秦艽 6g，桑枝 30g，丝瓜络 10g。

【加减法】若恶寒较重，咳嗽气促，表闭无汗，舌苔白滑，可加麻黄 3g、桂枝 6g。若口干舌红，心烦咽痛者，此有内热，当去细辛、独活、荆芥穗之辛温药，加薄荷（后下）1.5g、忍冬藤 15g、连翘 10g、鲜芦根 20g。

### （二）温化寒湿，以缓腰痛

寒湿侵犯太阳之络，周身酸楚，沉重乏力，转侧不便，每遇阴雨则腰痛即重，舌苔薄白，脉象沉濡。这符合《金匮要略》里："肾着之病，其人身体重，腰中冷，如坐水中，形如水状，反不渴，小便自利，饮食如故……"宜用温化寒湿方法。

苏叶 10g，桂枝 10g，干姜 6g，茯苓 12g，苍、白术各 10g，羌、独活各 5g。

【加减法】若患者体痛，恶寒，无汗，可去苏叶，加麻黄 3g，以宣郁解表祛寒。若湿邪已渐化热，舌质变红，脉象略有数意，可于方中加黄芩 6g、生石膏（先煎）6g，减桂枝、干姜、羌、独活之量。

### （三）清热化湿，疏风缓痛

湿热蕴郁，阻于络脉，气机不调，发为腰痛，大便溏薄，肛门灼热，小溲黄赤，心烦梦多，口苦纳差，舌红，苔黄腻。用清热化湿，疏风缓痛方法。

荆芥穗 10g，防风 6g，大豆卷 10g，黄柏 6g，丝瓜络 10g，石楠藤 15g，苍术 6g，泽泻 10g，路路通 10g。

【加减法】湿热阻络，先分析湿与热的多少，在气分还是入血分。早期以宣散为主，晚期以活血为务。若入血分，舌红绛，口不渴，面色苍，痛有定处，当以活血通络方法，加片姜黄 6g、桃仁 10g、鸡血藤 15g、制乳香 2g、制没药 2g。

### （四）温补肾阳，以缓腰痛

肾阳不足，腰部及下肢逆冷，腰膝酸痛无力，遇劳即重，小溲清长，大便有时干结，舌胖苔白，脉微无力。可用温补肾阳的方法，仿青娥丸意。

补骨脂 12g，杜仲 12g，桑寄生 20g，胡桃肉 15g，芡实米 10g，白术 12g，肉桂心 3g，熟地 12g，附子（先煎）10g。

服药有效，可用丸剂缓调。

### （五）填补下元，滋阴降火

肾阴不足，腰痛绵绵，虚火上炎，心烦失眠，手心灼热，夜梦遗精，溲黄便结，舌红口干，脉小细数，沉取弦滑。必须用填补下元，滋阴降火方法。

生熟地各 10g，知母 6g，芡实 12g，补骨脂 10g，金樱子 10g，龟甲（先煎）12g，续断 12g，杜仲 12g。

【加减法】若血虚便干，可加旱莲草 10g、女贞子 10g、料豆衣 10g。若心烦梦多，可先泄其虚热，加竹茹 6g、马尾连 10g，服 2~3 剂后，再加白芍 20~30g、沙苑蒺藜 15g 以补其阴。本病如服药有效，可改用丸剂，每早、晚服，效果比较持久。同时必须增加体力锻炼，配合治疗，否则单凭药力，效不明显。

### （六）活血理气，通络缓痛

行动不慎，腰际闪挫，或因外伤，瘀血阻络，腰痛如刺，日轻夜重，动则痛甚，不能俯仰转侧，甚则呼吸亦牵引疼痛，大便色黑或秘结。当用活血理气方法。

当归尾 6g，桃仁 10g，生地黄 15g，川芎 12g，土鳖虫 3g，赤芍 10g，旋覆花（包）10g，醋炒大黄 1g。

外用七厘散酒调敷于患处。

【加减法】若病久体弱，在活血的基础上加益气补中之品，但不可多用。为方便起见，一般可用丸药，如跌打丸、第一灵丹等。

## 虚劳（八法）

虚劳，是阴阳气血极度亏损的证候。古代文献中有五劳、七伤、六极等说法。究其成因，不外禀赋不足与劳伤过度两类。前者为先天禀赋不充，后者实属积劳成疾，多见于各种长期慢性疾病中。兹分气、血、阴、阳，论其治法于后。

### （一）益其气以补其中，固中阳兼以止汗

久病气虚，面色萎黄，倦怠乏力，气短息促，动则作喘，汗出不止，下肢浮

肿，舌胖，苔白腻液多，脉象虚濡，甚则沉弱无力。用益气温阳方法以止其汗。

党参10g，黄芪12g，苍、白术各10g，炙草3g，茯苓12g，半夏10g，陈皮6g，木香6g，防风3g。

【加减法】若属中气大虚者，加黄芪至30~60g，人参粉（冲）3g。若下肢浮肿，心悸不宁时，可加北五加皮10g、防己10g。若有郁热时，观其热之部位，先泄其热，后议补中。

（二）养血育阴以求其本，填补下元治在肝肾

面色不华，形体消瘦，头眩心悸，怔忡梦多，肌肤干涩，月经色淡量少，有时闭经，小溲色黄，大便干结，舌色淡白，有时尖部略红，脉沉细略数。须用养血育阴方法以滋养其本。

生地黄12g，白芍15g，当归10g，川芎3g，旱莲草12g，女贞子12g，黑大豆12g，黑芝麻12g，首乌藤12g。

【加减法】若心烦，夜寐不安者，是虚热内扰之象，可加阿胶（烊化）10g、鸡子黄（冲）2枚、北秫米（先煎）30g。若血虚而兼气弱，气血两亏者，方中加太子参10g、黄芪10g、白术10g、茯苓10g。若舌苔厚腻，食滞内停时，当加焦三仙各10g、鸡内金10g、香稻芽10g。

（三）益其气兼以扶阳，补命门治在先天

气虚日久，阳气大伤，四肢逆冷，大便溏而腹中时痛，头晕懒言，倦怠乏力，阳事不举，胃纳衰少，舌淡苔润，脉沉迟而弱。可用温肾助阳、益火之源方法。

川桂枝10g，淡附片（先煎）10g，党参10g，白术10g，熟地黄15g，云茯苓12g，炙草10g，大枣7枚，肉桂子2g，山萸肉10g。

【加减法】若阳虚极甚者，可重用附子（先煎）30g，黄芪30~60g。若服药有呕吐现象者，应考虑是否有虚热内扰，当细审脉、舌，以酌情修改治疗方案。

（四）滋补肾阴平其亢热，壮水之主以制阳光

阴虚则阳亢，亢则化火，两颧潮红，烦躁易怒，心悸失眠，潮热盗汗，咳嗽咽干，音声嘶哑，大便干结，遗精失血，舌质红而中剥破碎，脉象细弦小数。用壮水制火方法。

银柴胡（鳖血拌炒）10g，香青蒿10g，地骨皮12g，杭白芍12g，生地黄12g，龟甲（先煎）15g，知母10g，沙参15g，天、麦冬各10g，山药30g，

五味子 6g。

【加减法】若中脘满闷，食欲不振者，可于滋补药物中佐入砂仁 3g，以鼓舞胃气，助药物之运化。若亢热过重时，也不可纯赖甘寒滋液，当配苦寒之品直折其热。若阴损及阳，阴阳两亏者，可酌情加些甘温益气药物，但不可多用，防其增热。

### （五）甘寒滋液以退潮热，扶羸育阴填补下元

阴亏日久，身体低热，或手足烦热，薄暮潮热，迁延不解，舌瘦质红，脉象细数。用滋阴清透法以退潮热。

银柴胡 10g，白芍 12g，青蒿 6g，地骨皮 12g，百合 12g，女贞子 12g，麦门冬 12g，龟甲（先煎）10g，沙参 12g。

【加减法】若阴血虚而肝经郁热者，当于方中配入丹栀逍遥散，以养血调肝。若兼湿郁时，可先治湿郁，俟湿郁解后，再用本法。

### （六）苦寒泄火坚阴止汗，甘以调中治在后天

形体消瘦，面色黧黑，心烦梦多，寐中盗汗，脉数舌红。可用苦泄坚阴止汗法，当归六黄汤化裁。

黄芩 10g，黄柏 10g，地黄 15g，黄芪 20g，黄连 3g，浮小麦 30g，麻黄根 1g。

【加减法】若兼胃肠滞热者，即以清热化滞为法，俟滞热清则汗自止，方中加焦三仙各 10g、焦槟榔 10g。

### （七）填补下元，以定虚眩

脑为髓海，肾家主之。肾虚则髓空，头目眩晕，两耳不聪，脉象沉细且弱，两尺无力者。用填补下元方法。

熟地黄 15g，芡实 15g，杜仲 12g，山药 30g，枸杞子 10g，楮实子 12g，胡桃肉 10g，生牡蛎（先煎）20g，龟甲（先煎）20g，紫河车粉（冲）2g。

【加减法】填补下元之前，必须先看有无湿邪，若有湿郁，必先祛其湿邪，后再议补；若兼有气郁者，亦要兼解其郁。若舌苔黄厚者，是先天亏损累及后天，脾胃运化失权，而夹有积滞，必先化滞，化滞只用焦四仙（即焦三仙加槟榔）之类即可，不可用猛攻的方法，因其体弱下虚，防其正气再伤。并劝其锻炼身体，增加四肢运动，以四肢属脾，为诸阳之末耳。短期内禁食油荤，食量也应适当控制。

### （八）活血化瘀以推陈致新，寓补于攻调肌肤甲错

久病入络，血络瘀阻，干血内踞，气血失调，周身失养，以致面色黧黑，形体消瘦，肌肤甲错，甚则如鱼鳞状，舌暗有瘀点，脉象三五不调。用本法治之，仿《金匮要略》大黄䗪虫丸意。

银柴胡 6g，青蒿 9g，花粉 9g，当归 10g，川山甲 12g，桃仁 6g，红花 3g，赤、白芍各 10g，蛴螬 6g，大黄粉（冲）0.3g。

本方也可配制成散剂，饭前少少服之。

若气血两虚之象明显者，可适当配入一些益气养血之品。

## 耳鸣、耳聋（二法）

耳鸣是指耳中鸣响，耳聋是指听力减退或丧失。耳为肾之外窍，《灵枢·脉度》说："肾气通于耳，肾和则耳能闻五音矣"；足少阳胆经环走耳前后，因此，耳病与肾及肝胆经有密切关系。一般地说，凡属于虚证者，多责之于肾；凡属于实者，多责之肝胆。

### （一）清泻肝胆，疏利气机

肝胆火炽，上扰清窍，暴发耳鸣，声如雷作，甚或耳聋，来势急而时间短，恼怒后病势即增，心烦多梦，便结溲赤，舌红口干，脉多弦数。当用清泄肝胆、疏利气机法。

桑叶 10g，菊花 10g，柴胡 6g，郁金 6g，黄芩 10g，防风 6g，龙胆草 3g，川楝子 10g，栀子 6g。

火郁当发，火热当清，这是一个病在两个不同阶段的两种治疗方法。在肝胆气郁早期，应及时用疏利气机的方法，以求郁开热达而病愈，不必用清泻药物。若早期失于疏利，则郁热不宣，热不外达，病势不减，使火势渐盛，则应采用清泻肝胆、疏利气机之法，以折其亢甚之热。

【加减法】若热郁较重时，加蝉蜕 6g、僵蚕 10g、赤芍 10g。

### （二）填补下元，充其清窍，滋补肝肾，以聪其耳

肾虚耳聋多见于老年人，或是下焦过度虚损之体。耳为肾之外窍，"精脱者，耳聋"。下元不足，精气亏损，可致耳如蝉鸣，甚则两耳日渐不聪，终至耳聋。并伴有头晕目眩，腰酸腿软，一身无力，舌红苔少，脉象虚弱，两尺更甚。可

用填补下元方法，仿耳聋左慈丸化裁。

熟地 15g，芡实 12g，楮实 12g，山萸肉 9g，山药 30g，五味子 10g，磁石 15g，菖蒲 6g。

若服汤剂有效，可改用耳聋左慈丸缓缓调治，以收其效。

【加减法】往往有素体肾虚，耳鸣或听力差之患者，又新发肝胆郁热，使耳鸣、耳聋加重，这就要先治肝胆郁热之新病，俟热减之后，再议滋补。

# 衄血（五法）

衄血一般是指鼻衄、齿衄而言，亦包括耳衄、舌衄、肌衄等。

## 鼻　衄

### （一）辛凉清化以泄肺经之热，甘寒育阴而解血分之毒

肺热过盛，体质阴虚，风热入于血分，鼻衄口渴，大便干结，头痛咳嗽，时或恶风，舌红且干，脉象细数或浮数。乃上焦风热扰于血分，用辛凉清解方法治疗。

桑叶 10g，菊花 10g，黄芩 10g，薄荷（后下）2g，竹叶 6g，茅根 30g，小蓟 12g，焦山栀 10g。

【加减法】若脉弦滑有力，舌红口干者，可加大黄芩之量。若大便干时，加瓜蒌 30g、大黄粉（冲）1~2g。

### （二）清胃热，化积滞，凉血止红

素嗜肥甘，饮酒过度，胃热蕴久，口干鼻衄，脘腹胀满，口臭便结，夜寐不安，溲赤痰多，舌苔黄厚，两脉滑数。必须清胃化滞以凉血止红，仿玉女煎加味。

生石膏（先煎）15g，牛膝 10g，生地黄 12g，黄芩 12g，大黄 3g，麦冬 12g，知母 6g，焦四仙（即焦三仙加焦槟榔）各 10g。

【加减法】舌苔垢厚质红，脉象弦滑有力，胃热积滞过重者，生石膏用量加大，生大黄可研粉 2g 冲服，或用紫雪散 3g 冲服。俟滞热已去，可用甘凉和阴之品，以复其阴，热自减矣。一定嘱告患者忌口，甚则禁食 2~3 天，每天只吃米粥 1~2 两。

### （三）清肝热，凉血分，求其衄止

肝热化火，迫于血分，发为鼻衄，心烦梦多，急躁易怒，头目眩晕，口干

舌燥，癸事色深有块，舌红溲赤，脉象弦数。治疗必须清肝热，凉血分，以求衄止，参考龙胆泻肝汤方法。

龙胆草6g，川楝子12g，醋炒大黄3g，栀子6g，黄芩12g，丹皮10g，黛蛤散（布包）12g，白茅根15g。

【加减法】在早期可用丹栀逍遥散加减，以凉血止红为法。中期体质强实，可用本法。后期当凉血育阴，兼折肝热。若体质较差时，龙胆草、大黄皆应减量。若阴分不足者，可加用生地黄、知母、元参之类以滋水而制火。

### 齿衄（以齿缝渗血为主）

#### （四）清胃火而降其热，凉营血且止齿衄

胃火上升，血随火动，发为齿衄，龈肿且痛，衄血鲜红，口干味臭，溲黄便结，舌苔黄，质红而干，脉象弦滑数。可用本法，仿玉女煎意。

生石膏（先煎）12g，知母6g，生地12g，竹茹6g，麦冬10g，牛膝6g，茜草10g，黄芩10g，醋大黄6g。

【加减法】若舌苔黄厚干裂，质红起刺，纯属胃热实火上蒸，必须通腑泻火，如大便秘结者，当加用元明粉（冲）6g、枳实6g、槟榔6g，以通导为主。若是胃阴虚或肾阴不足者，当考虑滋阴折热，用药重在滋阴，方中减大黄，加元参10g、玉竹10g、沙参30g。

#### （五）滋肾水以制虚火，凉血分止其齿衄

齿为骨之余，肾家主之。肾阴不足，虚火上浮，齿龈红，牙微痛，时衄血，心烦口干不寐，舌绛，脉细小数。用滋肾凉血方法以制其虚火。

细生地12g，元参12g，知母6g，阿胶（烊化兑入）10g，茜草10g，黄芩12g，白头翁12g，白芍20g。

【加减法】若脉数有力，是胃热上扰，可用苦寒之品，暂用1~2剂，先折其胃热，以治其标，再行滋养，从本治疗。如肾虚较重者，可加杜仲10g、补骨脂10g、桑寄生15g。

## 便血（三法）

便血是指大便下血而言。张仲景《金匮要略》里有“远血”“近血”之分，后世又分“肠风”与“脏毒”。在临床治疗中，一定观察下血颜色及脉、舌等，

根据具体情况细致辨其虚实与远近。

### （一）扶脾以统其血，益气而止其红

脾主统血，若血虚气弱，统摄失职，则面色不华，神疲懒言，食纳减少，心悸气短，舌淡，脉象细弱。若下血较多，淋漓不断，长久不愈，则舌多淡润肥胖。用扶脾阳、益中气方法，宗归脾汤。

党参10g，当归12g，黄芪12g，荆穗炭10g，茯神10g，炒枣仁12g，苍、白术各10g，龙眼肉30g。

【加减法】若脉弦滑而数，舌红口干，心烦者，先考虑热灼阴伤，切不可用甘温益气药物。若虚热未净，可先治虚热，用丹栀逍遥散加减，俟标热去，再行补正。若服药好转，可用丸药缓治，以巩固疗效。

### （二）清其热兼以化湿，凉其血以止便红

湿热蕴郁已久，下迫大肠，便血鲜红，其势如溅，小溲不畅，舌苔黄腻，脉象濡滑且数。清热兼以化湿，凉血以止便红，仿赤豆当归散意。

赤小豆10g，全当归10g，炒荆穗10g，炒槐花10g，白头翁12g，炒地榆12g，黄芩12g，防风3g。

清化湿热方法较多，可以用芳香宣化，加苦坚祛热之品，如佩兰、川郁金、马尾连、黄柏、炒山栀等。

【加减法】若湿阻上焦，肺气不宣，气促作咳，甚则喘息，也可用苏叶或麻黄、杏仁、苏子等宣肺气之药。也可选用三仁汤加荷叶10g。根据具体情况，用风药以去湿郁，通三焦而利小便，全是治湿的方法，可以互为参考。

### （三）凉血分兼活络化瘀，育阴血以润燥缓裂

痔疮肛裂便血，须用润燥养血，活络化瘀之法。

细生地15g，丹皮10g，赤芍15g，赤小豆10g，全当归10g，杏仁10g，郁李仁10g，瓜蒌仁20g，生蒲黄10g，炒地榆12g。

平时常服麻子仁丸，以保持大便软，是防止痔疮出血的关键（禁忌辛辣为要）。

【加减法】若纯属血热，舌绛口干，可用凉血止血，养血育阴方法以止其血，如元参15g、麦冬10g、生地10g、丹皮10g、白头翁10g、槐米10g、防风3g。若脉沉弱，体质略胖，也可以用白术30g、升麻6g，以升阳运脾，使其便通燥缓。若是中阳不足，气不推动，不能运化而见便干者，用六君子丸或八

珍丸等，均可收到较好效果。肿瘤一类疾病的便血，当然必须从肿瘤整体考虑，但是也不能离开化瘀活血这一类方法。

## 咳血、吐血（六法）

血液不循脉道而溢于体外称为出血证。血为水谷之精气，运行于经脉之中，环周不息。若妄行于上，则口、鼻、耳、目出血；流注于下，则便溺带血。张景岳指出：动者多由于火，火盛则迫血妄行；损者多由于气，气伤则血无依存。

离经之血由口而出统称吐血。其血从肺而出者为咳血；从胃而出者为吐血；若来自咽喉者，多为咯血。

### （一）辛凉疏化，苦泄折热，以止咳血

外感风热，或肺有燥热，喉痒咳嗽带血，口干鼻燥，头痛发热，脉象浮数。可用辛凉苦泄以止咳血。

桑叶 12g，沙参 12g，杏仁 10g，栀皮 6g，白茅根 15g，生地黄 12g，黄芩 12g，豆豉 12g。

【加减法】若头痛恶寒，口渴心烦，可加薄荷 3g，以助其辛凉疏散表邪而除风热。若舌苔黄厚质绛，大便干结时，可加瓜蒌仁 20g、大黄粉（冲）1~3g，以通泄其血分之热。

### （二）平肝泄热，润肺止红

肝热犯肺，肺失肃降，咳嗽痰中带血，口干鼻燥，头晕，自觉灼热，夜寐梦多，舌红唇焦，脉象弦数。用平肝泄热，润肺方法以止其血。

生地黄 12g，川楝子 12g，生侧柏 10g，干荷叶 10g，黛蛤散（布包）12g，黄芩 12g，白茅根 15g。

【加减法】若脉细数，唇焦舌绛，可加沙参 10g、麦冬 10g 以甘寒润燥。甚则加知母 10g、花粉 10g、玉竹 10g 以清虚热。若胃热舌红苔垢黄，大便干结，必先清其胃热，俟热除则咳血自止。

### （三）滋肾阴，润肺燥，退热止红

肾阴早亏，虚火上炎，灼伤肺络，干咳无痰，日晡潮热，形体瘦弱，夜寐梦多，盗汗颧红，痰中带血，便干溲赤，夜间盗汗，舌红尖绛，脉象弦细。用滋肾阴润肺燥，以退热止红。

生地黄 12g，丹皮 10g，山药 25g，茯苓 15g，川贝（研冲）3g，麦冬 12g，沙参 12g，款冬花 10g，阿胶珠 12g。

【加减法】若脉象弦细而数，当泄肺热为主，方用泻白散，药如地骨皮 6g、生桑皮 10g、生海石 10g 等。若虚热化火，脉弦滑有力，可先用苦泄之品折其亢热。俟热减，再用甘寒滋阴，如犀角地黄汤之类。

### （四）清胃热，泄心火，以止吐血

血从呕吐而出为吐血，多是由于酒食过度，胃有积热而致。唇红口干，嘈杂便结，胸脘闷满，血从呕吐而出，甚则盈口，舌苔垢黄且厚，脉象滑数有力。先用清胃热、泄心火方法以止其血，可用泻心汤之类。

醋大黄 6g，黄芩 12g，竹茹 12g，炒山栀 10g，连翘 12g，鲜茅根 30g，小蓟 12g，马尾连 10g。

【加减法】若药后吐血势减，仍以犀角地黄汤之类甘寒育阴为主。后期必须活血化瘀，切不可过用寒凉，防其血液涩滞不畅，成为死血瘀块而导致其他慢性疾病。

### （五）泄肝火，清胃热，兼以开郁；调气机，凉血分，止其吐红

善怒心烦，头晕气急，胸胁苦满，夜寐梦多，每遇恼怒则烦热吐血，口干渴，舌质红，脉弦数。可用本法治之。

柴胡 6g，黄芩 12g，川楝子 12g，龙胆草 6g，白头翁 12g，赤、白芍各 12g，生地 12g，侧柏炭 10g，茅、芦根各 15g。

【加减法】若在早期，可用本法。如热郁化火，可加用醋大黄 1~2g，以凉血通瘀。若脘腹胀满，再加入疏理气机之品，如砂仁 1~3g、香附 10g、大腹皮 10g，但此类药多辛燥，不可量大或多用。在临床上见到大口吐血，一般多是支气管扩张症，或肝硬化晚期，或胃溃疡等，应根据具体情况进行治疗。一定要脉、舌、色、症结合起来综合分析，切不可一见大口吐血就率用猛剂，如过寒、过涩之药，皆不利于病，甚则遗留后患。

### （六）清疏上焦，凉血止红

一咯即出，谓之咯血，多来自喉部。咯血时轻时重，有时或略有咳嗽，舌红口干，脉象细数。多属肺阴不足，虚火上炎，一般称为上焦火热，可用清疏之法。

川贝母（研冲）6g，麦门冬 12g，沙参 12g，丹皮 6g，藕节 10g，茅根 12g，

竹茹12g，仙鹤草10g。

【加减法】若头痛晕胀，可加桑叶、菊花、苦丁茶、白蒺藜。若大便干结，舌红苔垢厚干，可加醋大黄粉（冲）1~2g。若脉细数，心烦梦多，加用炒地榆、炒槐米、鬼箭羽等。

## 尿血（六法）

小便出血不痛者为尿血，痛者为血淋。《素问·气厥论》说：“胞移热于膀胱，则癃，尿血。”《金匮要略》里说：“热在下焦者，则尿血。”这全说明尿血的形成多与热有关，但临床中要分清实热与虚热。凡属暴发的多为实热，脉必数而有力；病势缠绵者，多属劳损，脉必濡数无力。此外，亦有因脾虚气弱失于统摄而尿血者，兹将辨证立法述之于后。

### （一）清心泄火腑，凉血止尿红

心热下移小肠，症见心烦不得寐，舌咽作痛，舌绛，尖部起刺，口渴饮冷，尿血，甚则尿道刺痛，脉象细数且弦。用清泄火腑，凉血止红方法，如导赤散之类。

竹叶3g，木通3g，生甘草10g，生地12g，山栀10g，干荷叶10g，血琥珀末（装胶囊分服）1.5g。

【加减法】若血热过盛时，可加川连粉（冲）1g、黄芩10g、生地黄10g。若属于阴分不足，血虚热甚时，加养血和阴之品，如石斛10g、白芍10g、旱莲草10g、女贞子10g、玉竹10g。若口渴喜冷，脉洪大滑数者，用生石膏（先煎）20g、知母10g、元参10g、花粉15g。

### （二）疏肝解郁，凉血止红

肝郁化火，深入血分，少腹两胁刺痛，口苦耳鸣，急躁不安，尿血，甚则尿道微痛。可用疏肝解郁，凉血止红法治之，辛辣刺激之品皆忌。

龙胆草6g，炒山栀6g，柴胡6g，香附10g，黄芩10g，生地12g，丹皮10g，藕节10g，赤、白芍各10g。

【加减法】若患者体弱，脉来无力，当以凉血和阴方法，不可过度苦泄。

### （三）清利湿热，凉血止红

湿热蕴于下焦，小便不畅，尿血而尿道微痛，少腹作胀，舌红绛，苔根部黄厚，脉象滑数。用清利下焦湿热，凉血止红方法。

蒲黄炭10g，荆穗炭10g，小蓟12g，藕节12g，滑石20g，通草3g，生地黄15g，白芍12g，丹皮10g。

【加减法】湿邪重时，加淡渗利湿之品，如茯苓20g、冬瓜皮20g、生苡米20g。治下焦湿热必当先清胃肠，胃肠之气通畅，湿热方有去路，故宜忌食荤腥厚味为宜。

### （四）扶脾益气，摄血止红

脾虚气陷，统摄无权，血不归经，发为尿血，饮食减少，肢酸体倦，舌胖，边有齿痕，苔白腻润滑，脉象虚濡。用补中益气方法以摄其血。

黄芪12g，肉桂（研冲）1g，甘草10g，党参10g，白术10g，升麻6g，柴胡10g，生牡蛎（先煎）20g。

【加减法】若中气大虚，动则气喘，频频自汗者，脉虚软而力弱，可加重黄芪至60g，党参至20g，另加人参粉（冲）2g。若兼见血虚面色萎黄，脉象细弱者，可加当归、白芍、熟地黄等。

### （五）平补肝肾，调元固本，求其血止

下元虚损，肾气不固，形体消瘦，遗精尿血，腰脊酸痛，脉象沉细。用调元固本方法。

熟地黄15g，肉苁蓉12g，山药30g，茯神15g，芡实米15g，楮实子15g，杜仲12g，菟丝子12g，生牡蛎（先煎）15g。

【加减法】若肾阴不足，虚热化火，脉象细小而数时，当以清虚热为主，可加丹皮10g、丹参10g、白头翁10g、鬼箭羽10g。若虚热化火，燥热亢盛，形成大便燥结时，可于方中加大黄粉（冲）0.5g、元明粉（冲）1g、生地20g、元参20g、麦冬10g，以增液通下，攻补兼施，便通即已。若阴损及阳，阴阳两虚者，可酌情加用鹿茸粉（冲）1g，或鹿角霜10~30g入煎。出血时用阳药要慎重，必须有阳虚证方可用之。

### （六）调和血脉，养荣止红

有些病势缠绵长期不愈的尿血，应中西医结合，查明原因。如泌尿系结核，常伴有低热、乏力等症状，治疗当配合抗结核药物；如属肿瘤一类的疾病，治疗当配合抗癌药物；若属良性肿物，可考虑外科手术，并配合对症治疗药物。这类疾病导致的尿血，可用调和血脉，养荣止红方法治疗。

干荷叶 10g，炒地榆 10g，荆穗炭 10g，藕节 20g，生地黄 15g，赤、白芍各 10g，丹皮 6g，净丝棉 3g（焙灰、冲）。

## 头痛（十法）

头痛是临床上的一个症状，其发病原因较为复杂，应根据疼痛部位及患病时间长短的不同进行辨证。但就其类型而言，总不外乎外感与内伤两大类。

### （一）辛温疏散，祛风止痛

风寒头痛，多是暴然发作，疼痛较甚，引及项背，有紧束之感，遇风凉则加重，身热恶寒，鼻塞流涕，时时作咳，无汗，周身关节作痛，口不渴，舌苔白腻，脉浮紧。用本法治之。

白芷 6g，川芎 6g，细辛 1.5g，防风 6g，荆芥穗 10g。

【加减法】如体痛较重时加羌活 6g；若头顶痛重者加藁本 5g；若两侧额角作痛时加柴胡 6g、僵蚕 6g。若舌红口干，有内热时，可考虑加生石膏，或黄芩、栀子。若有停滞时，可加焦三仙各 10g、槟榔 10g、枳实 6g、鸡内金 10g。

### （二）疏风清热，以解头痛

外感风热上扰清空，头痛恶风，时时头晕，身热口渴，咽红且痛，阵阵烦热，小溲短赤，大便干结，舌红苔浮黄，两脉浮数。可用疏风清热方法，如桑菊饮之类。

桑叶 10g，菊花 10g，薄荷（后下）3g，钩藤 6g，连翘 10g，白蒺藜 10g，晚蚕沙 10g，银花 10g，芦、茅根各 10g。

【加减法】若兼肝热上扰时，加清泄肝热之品，如龙胆草 3g、川楝子 10g、蝉蜕 6g、片姜黄 6g。若热在气分，口干且渴者，加生石膏（先煎）10g。

### （三）疏散风热，苦泄清降

风热化火，内热炽盛，面红口干，烦渴引饮，头痛如裂，目赤鼻干，口舌生疮，便结溲赤，苔黄干燥，脉弦滑数。用苦泄清降法。

川芎 6g，白芷 5g，生石膏（先煎）15g，薄荷（后下）3g，桑叶 10g，黄芩 12g，白蒺藜 10g，苦丁茶 10g，大黄末（冲）1g。

一定要配合：①清淡饮食。②吃素。③禁用一切刺激食物。④要求体力锻炼。⑤避免兴奋。⑥保证睡眠 8 小时。

（四）养血育阴以治其本，疏风清热兼祛标邪

阴虚血少，清窍失养，又兼风热上扰，头痛且晕，目眩，耳鸣，舌红而干，脉象细数。必用养血育阴兼清上焦为治。

旱莲草 10g，女贞子 10g，茺蔚子 10g，枸杞子 10g，菊花 10g，沙苑蒺藜 10g，赤、白芍各 10g，生地黄 15g，生牡蛎（先煎）20g。

【加减法】若阴虚而肝热上扰时，当先清透肝经风热，加蝉蜕 6g、僵蚕 10g、川楝子 6g。若属阴虚热灼，可加甘寒育阴之品，如沙参 10g、玉竹 10g、石斛 10g、阿胶 10g。若苔黄便秘时，加花粉 10g、焦三仙各 10g、瓜蒌仁 10g、桃仁 6g、杏仁 6g。

（五）滋养肾精，填补髓海，以止头痛

脑为髓海，肾家主之，肾阴不足，肝阳上扰，下虚则上实，故后脑作痛，兼或耳鸣，腰膝无力，男子遗精，女子带下，舌红，脉细弦。用补肾填髓方法。

熟地黄 15g，枸杞子 12g，沙苑蒺藜 16g，芡实米 15g，黑桑椹 15g，楮实子 12g，山药 30g，菟丝子 10g，生牡蛎（先煎）10g，杭菊花 10g。

【加减法】如兼中焦胃热，可加苦泄折热之品，如黄芩 10g、栀子 6g。如下虚与胃肠滞热并存时，先用疏调中焦之品，后议填补。

（六）平肝息风，潜阳缓痛

素体肝阴不足，肝阳独亢，恼怒之后，头痛即发，心烦梦多，面赤口干，便闭溺赤，舌红苔黄，脉象弦滑有力。必用平肝潜阳方法，根据具体情况可于下列二方中选一。

（1）羚羊角粉（冲）1g，钩藤 10g，菊花 10g，桑叶 10g，生地 10g，茯神 10g，白芍 10g，川贝母（研）3g，玉竹 10g。

【加减法】若肝热便秘时，加清泄肝火之品，如龙胆草 3g、黄芩 10g、栀子 6g、川楝子 6g。

（2）晚蚕沙 12g，菊花 10g，钩藤 10g，川楝子 12g，黄芩 10g，柴胡 3g，炒皂角子 6g。

【加减法】若大便干结时，先用通便方法，当归龙荟丸之类。若血虚阴分不足时，可加和阴凉血之品，如白头翁 10g、炒地榆 10g、炒槐米 10g、鬼箭羽 10g。

（七）清化痰浊，以缓头痛

痰湿头痛，多由嗜酒食肥而起，体丰痰盛，头痛沉重，周身酸懒，恶心

欲呕，舌苔白腻，脉象濡滑。痰湿蒙蔽清阳，清气不升，浊气不降，清化痰湿为治。

半夏10g，胆南星10g，天竺黄10g，钩藤（后下）12g，陈皮6g，夏枯草10g，黄芩10g。

【加减法】若痰热化火，脉象滑数时，当以苦泄为主，加黄芩至12g、马尾连10g、竹茹10g。若有食滞中阻时，可加消导之品，如焦麦芽、焦山楂、焦神曲各10g。

（八）益其气以升清阳，补中焦而求缓痛

气虚头痛，朝重夕轻，自觉头内空痛，休息后减轻，面色萎黄，倦怠乏力，动则气促，过劳尤甚。用补中益气方法。

党参10g，黄芪15g，白术10g，升麻6g，柴胡6g，当归10g，炙草3g。

【加减法】若属气虚较重时，方中重用参、芪，并可加鹿角胶10g、鹿茸粉（冲）1g、桂心粉（冲）3g。如下元不足时，加用填补之品，如补骨脂10g、桑寄生15g、芡实米20g、黑桑椹10g、川续断10g。

（九）活血通络，祛瘀缓痛

脑震荡后遗症，或其他疾病引起的瘀血头痛，痛有定处，夜间加重，面色黑浊，舌质暗紫，或有瘀斑，脉多沉涩。可用本方治之。

川芎30g，赤芍12g，桃、杏仁各10g，生地15g，柴胡12g，红花3g，土鳖虫3g，熟地15g。

【加减法】若舌苔厚腻时，加焦三仙、鸡内金之类以祛胃肠之滞。若痰火郁热较重时，加苏子10g、莱菔子10g、黄芩10g、礞石10g、大黄3g。

（十）活血逐瘀，疏风清热，以缓头痛

治疗顽固性头痛，如三叉神经痛之类，可用本法，方中重用川芎以活血疏风，并有止痛功能。

川芎40g，白芷3g，黄芩6g，炒地榆10g。

【加减法】若血虚肝旺时，可减川芎之量，加当归10g、生地10g、白芍15g。若属肝阴不足，肝火偏旺时，可合入丹栀逍遥散，甚则加白头翁10g、炒槐米10g、牛膝6g。

# 眩晕（六法）

眩晕即头晕眼花之意，往往并见于各种疾病之中。《内经》记载："诸风掉眩，皆属于肝。"张仲景在《金匮要略》中说："心下有痰饮，胸胁支满，目眩。"朱丹溪认为："无痰不作眩。"张景岳说："无虚不作眩。"可见眩晕的原因很多，须辨证论治，仔细推敲。

## （一）芳香醒湿以利三焦，苦甘泄热而定眩晕

在暑热季节，由于暑热蕴蓄，上蒸清窍，湿阻不化，三焦不利，清阳不升，浊气郁阻不降，头目眩晕，甚则作恶，苔白滑腻，脉象濡滑略数。可用本法治之。

晚蚕沙（布包）12g，白蒺藜 10g，菊花 10g，荆穗炭 10g，马尾连 10g，黄芩 12g，佩兰叶（后下）12g，藿香（后下）6g，竹叶 3g。

【加减法】若暑热较重，湿痰中阻时，方中加半夏 12g、陈皮 6g、苏子 10g、杏仁 10g。若痰热较重时，加莱菔子 10g、冬瓜子 20g、黛蛤散（布包）10g、天竺黄 10g、生海浮石 10~20g。若中脘满闷，恶心呕吐时，加瓜蒌皮 20g、竹茹 10g。或用玉枢丹（研）1.5g，用生姜汁 3 滴加凉白水先服下，过 15 分钟后，再服汤药，以免再吐。凡恶心呕吐时，一定不可令病人服温药，因温药味重，令人恶心，可用凉服方法。如病人畏凉，也可用热饮，但须徐徐服之，亦可防吐。若湿热在下焦时，方中加滑石块 12g，或木通 1.5g。

## （二）清肝热，泄胆火，以定眩晕

肝阴不足，肝阳上亢，亢则化火，火性上炎，头晕目花，心烦易怒，寒热阵作，胸胁苦满作痛，脉象弦滑且数，按之较有力。用泄肝热，清胆火方法以解除眩晕，仿丹栀逍遥散意。

柴胡 10g，黄芩 12g，川楝子 12g，白蒺藜 12g，晚蚕沙 12g，菊花 12g，钩藤 12g，山栀 6g，苦丁茶 10g，生石决明（先煎）20g。

【加减法】若属体质强实，脉来有力，大便不通，舌绛口干，方中加龙胆草 3g、大黄粉（冲）1.5g。若血虚，脉细而弦，当加赤、白芍各 10g、旱莲草 10g。若胸满闷而两胁刺痛时，加厚朴花 3g、香附 10g、绿萼梅 6g、片姜黄 6g。若确属血少失养，当以养血柔筋为治，方中去黄芩、川楝子、苦丁茶，加当归 10g、生地 10g、白芍 10g、旱莲草 10g、女贞子 10g。若血虚肝热，脉细弦小

数，心烦梦多，急躁不宁，当以本方加白芍20g、阿胶（烊化）10g、丹皮10g、珍珠母（先煎）30g、鸡子黄（搅）2枚，如条件许可再加羚羊角粉（冲）0.5g，睡前服。

（三）化痰浊以升清阳，泄肝火求其晕止

嗜好肥甘，痰浊不化，胸脘痞满，恶心欲吐，前额作胀，心悸头晕，舌苔白腻，脉象濡滑。当用清化痰浊方法，仿半夏天麻白术汤意。

明天麻10g，胆南星10g，白术6g，半夏曲12g，陈皮10g，川楝子12g，黄芩12g，柴胡6g，龙胆草4g。

【加减法】若痰热化火，大便秘结者，加瓜蒌仁20g、杏仁10g、大黄粉（冲）1g、黛蛤散（布包）10g。若舌苔垢腻根厚，食滞生痰者，可加焦三仙各15g、莱菔子15g、苏子10g、皂角6g、防风6g。若血虚之体，肝热素盛，痰浊中阻，方中去白术，加天竺黄10g、黛蛤散（布包）12g、羚羊角粉（冲）1g，俟肝热去，再缓养血。

（四）补肝肾，填髓海，以定虚眩

肾精亏损，下元不足，脑为髓海，肾家主之，下虚则上实，肾虚则头目眩晕，腰酸膝软，遗精耳鸣，舌光质红，两尺脉无力。用填补下元方法。

沙苑蒺藜24g，旱莲草12g，女贞子12g，枸杞子12g，熟地黄15g，芡实米12g，茯苓12g，生牡蛎（先煎）24g。

【加减法】若血虚阴伤而有虚热时，当先泄虚热，可用白头翁、丹皮、白薇、芍药等味，然后再用本方治之。若热势未清，可于方中加菊花10g、桑叶10g、防风3g以祛风热。若阴虚化火，大便不通时，可在方中加杏仁10g、瓜蒌仁20g、元参20g。若阴虚热亢，头眩较重时，加珍珠母30g、瓦楞子20g、石决明20g（或草决明15g），以潜镇虚热。

（五）益气补血，以定虚眩

素体血虚气弱，面色萎黄无华，头晕目眩，毛发干枯，指甲不荣，心悸失眠，月事色淡量少，唇淡苔润，两脉细弱无力。气血不足，中气大亏，用益气补血方法。

黄芪12g，党参10g，白术10g，炙甘草10g，当归10g，生地黄15g，旱莲草10g，女贞子10g，生牡蛎（先煎）30g。

亦可以服用八珍汤或同类丸药。如胃纳不佳，舌苔根厚者，加鸡内金10g、砂仁 1g，或香砂枳术丸配合应用。

这种类型的眩晕证，必须配合饮食营养，主要的是设法促进吸收能力，可嘱病人每天适当活动，如走路、打拳等体力锻炼。一定注意导致气血不足的原因，应针对病因，进行治疗。

若有其他慢性消耗性疾病，或损伤体质的某种不良的嗜好，医生应当仔细了解，并设法令其解除。

### （六）益中气，补元阳，以定虚眩

老年中阳不足，元气又伤，清阳无能上升，面色萎黄，心悸气短，动则乏力，头目眩晕，舌净苔白，光滑胖嫩，脉虚濡无力。当用益气补元方法。

炙黄芪 30g，党参 10g，白术 10g，茯苓 12g，炙甘草 3g，升麻 3g，柴胡 6g，当归 10g，芡实 15g，山药 30g，胡桃肉 12g，补骨脂 6g。

【加减法】若脉虚弱且数，舌胖嫩而尖红，此热郁于胆也，当先以苦寒清胆，但药量不可过重，以免苦寒败胃伤气，俟胆热除再行益气。若舌苔根厚且腻时，是中虚胃肠消化欠佳，湿邪食滞内阻，用枳术丸或平胃散先疏调胃肠，或补益方中加用消导之品，如：方中加焦麦芽 10g、香稻芽 10g、鸡内金 10g、炒枳壳 6g 等。

## 中风（脑卒中）（八法）

中风是指卒然仆倒，昏不知人，醒后出现半身不遂、口眼歪斜、言语謇涩等症状的疾患。古人认识不一，有认为是外风中人者；而明·张景岳强调其发生非属风邪，创立“非风”论；清·叶天士则认为本证之发病乃属肝阳化风。由张、叶二家之论可以看出，本证乃因内风引起，并不是什么外来之风邪中人。它包括了脑血管疾病，如脑出血、蛛网膜下腔出血、脑血栓形成、脑栓死、脑血管痉挛等。

中风的原因，主要是肝肾不足，肝阳过亢，化火生风，故卒倒无知而半身不遂。治疗不外平肝息风、清火化痰、补虚之类。总之，是泻有余补不足。在无外邪的情况下，一定慎用辛温升散之品。

### （一）清热泻火，豁痰开窍，以治阳闭

中风陡作，两手握固，牙关紧闭，声如曳锯，面赤气粗，舌红，苔黄腻且干，脉洪数滑动，或沉涩弦实。痰热化火，阳闭重证，急用清热泻火、豁痰开

窍方法，如局方至宝丹、安宫牛黄丸，或牛黄清心丸之类。汤剂如：

节菖蒲 9g，郁金 6g，天竺黄 12g，钩藤 12g，陈胆星 12g，蝉蜕 6g，珍珠母（先煎）30g，知母 9g，黄芩 12g，竹沥（冲化）60g，姜汁 2~3 滴（兑入），大黄粉（分冲）1g。

局方至宝丹 2 丸，分 2 次化服。

【加减法】若属痰湿阻遏，气机闭郁，脉沉滑，苔白腻厚，此阴闭之证，不可用上法，改用芳香开窍法：苏合香丸 1 丸、竹沥（冲化）30g、姜汁 3~5 滴送服，以开其痰湿郁闭。若中风牙关紧闭，可先用乌梅擦牙；或用醋擦牙；若热郁过深时，可用冰块擦牙法，俟牙开再服药。若牙关紧闭较重时，可用鼻饲，或直肠灌入药物。若内停滞热，大便不通，舌苔腻厚，矢气味恶，可用三化汤以疏风泻热通腑，方中以大黄、羌活、厚朴、枳实为主，俟腑气通，病必好转。病属痰火为患，治后虽神识已清，饮食亦当慎，以进稀软为宜，切不可给鱼肉荤腥之味，防其助火增重。

### （二）益气回阳，救逆固脱，防其厥变

中风脱证是最危险的证候。症见目合口开，撒手遗尿，鼻鼾痰鸣，声嘶气促，汗出如油，或大汗淋漓，手足逆冷，舌短面青，苔白腻滑润，两脉沉伏或微细欲绝。急用益气回阳，救逆固脱方法。

人参粉（冲）15g，生黄芪 60g，淡附片（先煎）15g，五味子 10g，生龙、牡各（先煎）60g，瓦楞子（先煎）20g，黑锡丹（分送）6g。

### （三）疏风祛痰，活血通络

风邪夹痰，走窜经络，阻滞血行，头痛眩晕，肢体麻木拘挛，或半身不遂，口眼歪斜，恶寒身热，舌苔白腻，脉多滑濡，沉取略弦。必当疏风祛痰，活血通络为治。

秦艽 9g，羌、独活各 4g，防风 6g，半夏 10g，菖蒲 10g，黄芩 12g，赤芍 12g，炒地龙 10g，当归 9g，生牡蛎（先煎）30g。

【加减法】若体丰痰湿较重者，方中可加橘红 10g、制南星 10g。若痰湿胶滞者，方中可加苏子 10g、莱菔子 10g、白芥子 6g、皂角 6g。若素嗜肥甘者，嘱其切忌荤腥，控制食量，加强活动，增加体力锻炼，以促进功能恢复。

### （四）育阴平肝，息风定眩

肝肾阴亏，肝风上翔，头目眩晕，阵阵烦急，口燥咽干，大便干结，舌红

且干，脉小滑数。用育阴潜阳，息风定眩方法。

钩藤12g，生地12g，天竺黄12g，白芍12g，川楝子9g，菊花9g，白蒺藜12g，珍珠母（先煎）20g，黄芩10g。

【加减法】若阴虚肝热而动风者，加羚羊角粉（冲服）0.6g。若肝胆热势较重时，可加龙胆草2g，或用凉血育阴之品，如白头翁10g、旱莲草10g、女贞子10g、炒地榆10g。若病势稍缓，可用归芍地黄丸常服调理，以善其后。

### （五）清肝降火，泻其实热

肝阳独亢，亢则化火，火热上炎，陡然头痛眩晕，面红目赤，口燥咽干，心烦易怒，大便秘结，溲赤且少，舌红绛，苔黄燥，脉象弦数而大，按之有力。用清肝降火，泻其有余之热，仿龙胆泻肝汤意。

龙胆草6g，栀子9g，黄芩12g，柴胡6g，川楝子12g，钩藤12g，生地12g，夏枯草12g，生石决明（先煎）20g，蝉蜕6g。

【加减法】若体质强实，脉象有力，舌质红，可加紫雪散（分冲）6g。如无紫雪散，可于上方中加瓜蒌30g、元明粉（冲）3g、羚羊角粉（冲）2g。本方力量较重，不可久服。并应嘱告病人，忌酒、荤及一切刺激性食物。

### （六）宣窍涤痰，求其能言

体丰，湿痰素盛，痹阻络脉，中风半身不遂，四肢麻木沉重，言语謇涩，面白痰多，舌苔白腻，脉象滑濡。用宣窍涤痰方法。

制南星12g，枳实6g，橘红9g，钩藤12g，茯苓15g，半夏曲12g，远志10g，生海石15g，莱菔子6g，冬瓜子30g，菖蒲6g，郁金10g。

【加减法】若痰湿渐化，必须控制饮食，尤宜少进荤腻及糖类食物，并应增强锻炼，减少体重，练习说话，亦可配合针灸治疗。在治疗过程中，可根据病情适当配入活血化瘀通络及消食醒胃药物。

### （七）调气血，化瘀浊，兼疏通经络

中风后期，半身不遂，言语不利，两手时常麻木或颤抖，自觉疲乏无力，舌胖苔白，脉象沉濡。用补气活血方法以通其经络，并宜刻苦锻炼。

生黄芪40g，当归6g，川芎20g，赤芍12g，桃仁6g，炒地龙15g，丝瓜络10g。

【加减法】若属血分郁滞，气机不畅时，减黄芪之量，加行气开郁之品，如：香附、郁金、延胡等。若气虚较甚，络脉不和者，可加重黄芪之用量，并可加入人参须1~3g。

（八）补益气血，调理阴阳，扶正固本

素体气血不足，阴阳两虚，中风之后，行走不利，言语謇涩，精神疲倦，心悸气短，懒言无力，小溲清长，脉象虚弱或细弦。用扶正固本方法，补益气血方剂与调理阴阳药物交替服用。

上午服：（每早空服一煎）

人参须 1g，黄芪 20g，党参 10g，茯苓 10g，白术 10g，炙草 6g，木香 6g，砂仁 3g，茜草 10g。

下午服：（或每晚睡前服）

六味地黄丸或下方：熟地黄 10g，丹参 10g，赤芍 10g，茯苓 10g，山萸肉 10g，芡实 10g，菟丝子 10g，黑桑椹 10g，鬼箭羽 10g，补骨脂 10g。

## 惊悸、怔忡（五法）

惊悸多是因惊而悸，怔忡多是无惊而心动不安。一般说来，因惊恐而心悸不安者，病位浅；无外界因素而心动不宁者，病位较深。总的说，全是心中悸动不安一类疾病。

（一）养血安神，以定心悸

心血不足，心失其养，血不舍神，心神不安，夜寐不宁，面色不华，时或心悸自汗，脉象细弱。用养血安神方法。

党参 10g，天麦冬各 10g，五味子 10g，熟地 12g，远志 10g，当归 10g，合欢皮 12g，生牡蛎（先煎）30g，炒枣仁 10g。

【加减法】若纯是血虚，无肝热等其他兼证，方中可加桂圆肉 10g、炙甘草 6g、桂心 6g。若气分也虚，脉虚濡力弱时，可于方中加黄芪 30g、人参粉（冲）3g。若有肝热时，方中去党参，加太子参 10g、沙参 15g 合用，是甘、寒与甘、微温合用，既益气而又折热，并可酌情加桑叶 10g、钩藤 10g、白芍 10g，以柔肝折热。若舌黄苔厚时，可加焦三仙、鸡内金等。

（二）养心阴，滋肾水，求其悸止；泄胆火，育肝阴，以折虚热

肝肾两亏，阴虚火旺，虚热上扰，头晕目花，耳鸣少寐，心悸时作，大便干结，舌质红，脉细数。必须滋阴清热，壮水制火。

沙参 10g，丹参 10g，元参 15g，炒枣仁 10g，白芍 15g，生地 15g，五味子

8g，莲花头2枚，麦门冬10g，淡竹茹10g。

【加减法】若阴虚火热较重者，必重用甘寒育阴之品，以壮水制火。可酌情选加玉竹10g、白薇10g、丹皮10g、炒山栀3g、木瓜10g、旱莲草10g、女贞子10g。若火热较重时，可先用苦泄之剂以折其热，但不可多用，一二剂后，亢热已衰，则改用壮水制火之法。

### （三）清肝胆，泄亢热，以止其悸

肝胆郁热，头晕耳鸣，面赤口干，心烦且悸，胸膈灼热，大便干，小溲赤，舌红苔黄，六脉弦数有力。宜用清肝胆，泄亢热方法，仿凉膈散。

黄芩10g，连翘10g，竹叶3g，薄荷（后下）3g，大黄3g，芒硝3g，白芍10g。

【加减法】若肝胆郁热较重时，可用龙胆泻肝汤加减；大便干结者，用当归龙荟丸；也可于方中加龙胆草3g、知母6g，大便干时加芦荟1g（研、冲）。若肝胆郁热而阴伤时，于方中加用木瓜10g、知母10g、白芍10g、生地12g，以和阴折热。

### （四）温阳以化饮邪，益气而定心悸

阳虚停饮，水气凌心，心中惕惕而悸动，体肥面白，食少乏力，气短腿肿，甚则肢冷，舌胖白润，脉虚无力。用温阳益气化饮方法。

茯苓30g，桂枝10g，白术30g，炙甘草10g，桂心3g（研、冲）

【加减法】若中气不足较甚者，可于方中加人参粉3g、黄芪20g，以益气助阳。若命火衰微者，方中必加附子（先煎）3~10g、干姜3~10g、炒川椒3g。

### （五）温胆和胃，镇惊安神

惊恐之后，心悸烦乱，坐卧不宁，饮食无味，寐中多梦，脉象弦滑。用温胆和胃，镇惊安神方法。

枳实6g，竹茹10g，半夏12g，陈皮6g，黄芩10g，茯苓12g，青黛末（冲）1.5g，珍珠母（先煎）20g。

【加减法】若属热郁较重时，可加黄连3g（研、冲），或马尾连10g。若患者心气不足，体质又弱时，可加远志10g、炒枣仁6g、太子参3~6g，但须注意，温补之药不宜多用。

# 不寐（七法）

不寐即“失眠症”。其表现不一，有彻夜不能入眠者；有半夜易醒者；有睡不安静者。其病因有从内伤不足而引起的，亦有因外感六淫而成的。

## （一）养血益气，补益心脾

思虑过度，劳伤心脾，心血亏损，血不舍神，心神浮动，经常失眠，过劳则更甚，面色萎黄，体倦神疲，饮食无味，健忘心悸，脉象细弱。可用补益心脾方法，如归脾汤。

白术10g，党参10g，黄芪12g，当归10g，茯苓10g，远志10g，炙甘草10g，合欢皮12g。

【加减法】若气虚较重者，可加重益气药的量，党参20g、黄芪30g、桂圆肉30g。若血虚又兼心阴不足时，加入养血育阴之品，如旱莲草10g、炙女贞10g、桑寄生15g、料豆衣15g。若消化不良，舌苔黄厚者，加焦麦芽10g、香稻芽10g、鸡内金10g、焦山楂10g。

## （二）滋肾阴，抑虚火，泻南补北

阴虚火旺，肾虚水不制火，真阴不升，心火上亢，不能安寐，头胀眩晕，耳鸣心烦，口干津少，或有梦遗，舌红脉细数。可用泻南补北法。

阿胶珠12g，川黄连（研冲）1.5g，白芍20g，黄芩10g，合欢皮10g，沙参12g，麦门冬12g，生鸡子黄2个（搅匀冲）

【加减法】若大便干结时，加知母10g、白芍加至30~40g、生地榆10g、生槐米10g。若大便干燥并带有鲜血时，加瓜蒌30g、杏仁10g、桃仁10g、郁李仁10g。若属血虚者，加当归10g、生地20g、熟地20g、川芎10g、旱莲草10g、女贞子10g。若虚热上扰时，加生龙、牡各（先煎）10g、生石决明（先煎）20g。

## （三）泄胆宁神，其寐自安

胆热上扰，则心烦梦多，阵阵急躁，夜寐不宁，动则惊醒，脉象弦数，左关尤甚。泄其胆火，其寐自安。

竹茹10g，半夏10g，陈皮10g，茯苓12g，甘草10g，枳实3g，珍珠母（先煎）30g。

【加减法】若舌红起刺，心火上炎时，加马尾连10g、黄芩6g。若舌苔黄厚者，此夹胃肠滞热，当以清化通腑方法，方中加川军炭 3g，或加焦麦芽 10g、焦山楂 10g、焦稻芽 10g、神曲 12g、鸡内金 10g。

### （四）化痰降逆，和胃安寐

痰湿壅遏，胃气不降，胸中满闷，寐不得安，苔白腻厚，脉象濡滑且数，用化痰降逆和胃方法。

北秫米 60g，半夏 12g，炙草 10g，陈皮 10g，合欢花 10g。

【加减法】若痰湿化火，舌黄垢腻时，加黄芩 10g、苏子 10g、莱菔子 10g、冬瓜子 10g。若属肝经郁热夹痰者，方中加蝉蜕 6g、僵蚕 10g、蛇胆陈皮 2 管或（冲）0.6g。若湿重而气分不足时，加香砂六君子丸，或橘红 10g、苍术 10g、茯苓 20g。

### （五）疏导化滞，肃降安神

滞热上迫，胃中不和，心神受扰，寐则惊醒不安，小儿尤甚。可用疏导化滞方法。

半夏曲 10g，旋覆花（包）10g，陈皮 6g，焦三仙各 10g，莱菔子 10g，大黄粉（冲）0.5g。

【加减法】若滞热上迫，火热较重时，加黄芩 6g、马尾连 10g、竹叶 3g、竹茹 3g。若兼肝热而心神不安者，加黛蛤散（包煎）10g、远志 10g、茯苓 10g、茯神 10g。

### （六）益气养心，安神定志

心胆气虚，体质薄弱，胆怯心慌，触事易惊，夜寐不宁，脉细弱略数。用益气养心，安神定志方法。

党参 6g，沙参 12g，菖蒲 10g，远志 10g，生龙骨（先煎）20g，生牡蛎（先煎）10g，珍珠粉 0.5g，睡前服。

【加减法】若舌红口干时，加沙参 10g、麦门冬 10g、五味子 6g。若属阳气不足，服上方效而不巩固，可于方中加桂圆肉 60g（另煎，兑）、黄芪 30g、桂心 0.5g。

### （七）养血行瘀，宁神定志

病后体弱，血分瘀阻，形体削瘦，面色萎黄，夜不安寐，舌淡有瘀斑，脉细弱。用本法治之。

琥珀粉（冲）1g，玳瑁（先煎）10g，当归 10g，川芎 6g，白芍 15g，地黄

15g，黄芪 20g，白术 10g，太阴元精石 3g（研、冲）。

【加减法】若气分过虚，可于方中加人参粉 3g。若虚热化火，舌红口干时，加五味子 6g、炒地榆 10g、炒槐米 10g、焦三仙各 6g。若舌苔垢厚时，可于方中加焦三仙各 10g、鸡内金 15g。

# 胸胁痛（六法）

胸胁痛，是指胸部、胁肋间疼痛的疾病。胸居阳位，内藏心肺，若胸阳受病，气机不畅，可以发生胸痛（包括《金匮要略》中所说的“胸痹证”），肝胆疾患可以导致胁痛。兹将胸痛、胁痛分述如下。

## 胸 痛

### （一）通阳化湿，辛香通络，以缓胸痛

素体阳气不足，胸阳不振，阴寒内盛，气机失于通畅，胸中痹结，胸背作痛，短气咳唾，呼吸不畅，舌苔白润，脉象沉迟。用通阳化湿，辛香通络方法，如瓜蒌薤白白酒汤。

瓜蒌 20g，薤白头 10g，白酒 2~3 滴（冲入药内），旋覆花（包）10g，苏梗 10g。

### （二）活血通络，以缓胸痛

心络受阻，血行瘀滞，气机不畅，不通则痛，发为胸痹。治用活血通络法以宣其痹。

柴胡 6g，花粉 10g，当归尾 6g，炒山甲 10g，桃仁 6g，大黄粉（冲）1g，片姜黄 6g，杏仁 10g。

### （三）宽胸阳以畅气机，和血脉而缓胸痛

胸痹时发时止，为日已久，胸阳不通，络脉不和，治当宽胸通络。但临床用药，必须根据胸阳不通的机制而针对病因解决，不可一见胸阳不通就专用辛通之品。凡辛必散，过用辛通，则易伤心阴，与病无益，往往不能收到满意的效果。

旋覆花（包）10g，瓜蒌 20g，薤白头 12g，半夏 12g，郁金 6g，红花 3g，代代花 6g，白檀香 2g。

【加减法】若因肝郁气结而发者，当加入调肝缓痛药物，如柴胡10g、香附10g、木香6g、桔梗6g、枳壳6g。若兼火郁，当加清宣之药，如：川楝子10g、蝉蜕3g、僵蚕10g、黄芩10g、香附10g、杏仁10g。若有痰热阻遏，当加祛痰化湿药，如：苏子10g、莱菔子10g、白芥子6g、皂角6g、冬瓜子20g。若属中阳不足，动则喘息者，加党参、黄芪、白术、茯苓等。

### 胁　痛

（四）调达气机兼以养血，疏通络脉而缓胁痛

肝主条达，其脉布两胁，若因悲哀恼怒，肝郁血虚，络脉失和，则可见两胁作痛，脉象弦滑，舌苔白腻。用调气养血，通络缓痛方法。

柴胡10g，当归须5g，赤、白芍各10g，茯苓10g，旋覆花（包）10g，绿萼梅6g，生香附10g。

【加减法】若肝郁化火，心烦多梦，口干且渴，舌绛苔黄，脉见弦数。可加苦泄理气之品，如金铃子散之类。

（五）养血柔肝，活血拈痛

久病体弱，肝血不足，血虚络脉失养，心烦便干，胁痛绵绵不绝，脉象弦细。用养血柔肝、活络缓痛法。

木瓜10g，白芍12g，当归10g，没药2g，旋覆花（包）10g，生地12g，生牡蛎（先煎）15g，茺蔚子12g，钩藤10g。

【加减法】若有郁热时，当先清其郁热。若有食滞内阻，当加消导药物，如保和丸之类。

（六）活血通络，以缓胁痛

肝气郁结日久，血随气凝，阻于络脉，两胁作痛，夜间尤甚，痛处不移，舌质暗红，脉象沉涩。可用活血通络方法，仿复元活血汤意。

柴胡10g，花粉10g，当归须6g，金铃子10g，苏木10g，香附10g，桃、杏仁各10g，郁金6g。

## 郁证（十一法）

郁证是指情志抑郁不畅而引起的疾病。朱丹溪认为：气血冲和，万病不

生，一有怫郁，诸病生焉。这就说明怫郁是诸病之始，郁不除，气血不能冲和，疾病乃生。朱氏提出了六郁化火，影响脏腑经络，可以出现很多不同证候的观点。笔者认为：郁乃万病之始，郁不解，脏腑功能失调，气血不畅，必然生病。有郁就应调顺，但如何调顺，应当仔细研究。不是说，凡郁皆当理气，皆当辛散，皆当活瘀，皆当芳化，必须看清郁之本质，然后根据情况，分别论治。

### （一）疏调气机，以畅胸阳

忧思喜怒，肝气郁结，胸阳不展，胸胁满闷，气滞不伸，口淡无味，舌苔白腻，脉象弦劲。用疏调气机，以畅胸阳方法。

苏梗10g，杏仁10g，半夏10g，厚朴6g，茯苓10g，郁金6g，旋覆花（包）10g。

【加减法】若属血虚肝郁者，可考虑以养血为基础，按逍遥散方加减。若属寒湿阻遏者，当从温化祛湿入手，不可单纯用疏气药。若舌苔黄厚时，于方中加焦三仙各10g，或保和丸（包煎）18g。

### （二）活血化血，通络缓痛

病久深入血分，络脉瘀阻不畅，胁痛日久，痛有定处，舌红口干，脉象沉涩。必当活血通络方法。

旋覆花（包）10g，当归须6g，桃仁6g，郁金6g，泽兰叶10g，桑枝20g，白檀香2g，紫降香3g。

【加减法】久痛入络，用活血定痛，乃一般常法。若血虚时，当以养血为主，既养血又化瘀。若胃肠功能欠佳时，少佐消导之品，以增强消化能力，俟气血通调，郁自开矣。古人每用虫类药活血通络，效果甚好，以其破血搜剔血积也。

### （三）理气机以开其郁，化痰湿而畅胸阳

痰湿郁阻不化，胸阳不得舒展，胸脘痞满，咳嗽痰多，痰白而黏，周身酸沉，舌苔白腻，两脉濡滑略沉。根据治湿当畅气机，化痰必须平胃的原则，拟以理气和胃法：

苍术6g，苏梗、子各6g，川朴6g，陈皮6g，半夏12g，茯苓10g，远志10g，杏仁10g。

【加减法】痰湿郁闭，以湿邪偏盛者，可酌用温药和之；以痰盛者就当化痰为主；若属郁结为主，必当开其郁结，则痰湿皆祛。若湿邪偏重者，以二陈

汤为主；若湿盛成饮者，小青龙汤也可用。若痰盛郁闭气机，则当加用冬瓜子15g、白芥子6g，以化痰浊而展气机。

### （四）火郁发之，热者清之，实者泻之，调其气机

火邪蕴郁不化，头晕，心烦梦多，甚则目赤口疮，小便赤热，大便干结。当宣、清、下三法同用。

炒山栀10g，淡豆豉12g，防风6g，生石膏（先煎）15g，大黄（后下）2g，薄荷梗（后下）2g，竹叶、茹各4g，鲜茅、芦根各30g。

火郁发之，热则清之，这是辨证的观点。若火郁不发，专用寒凉，往往热遏冰伏，延其愈期。凡郁不开，即闭门击盗，非为上策。

【加减法】若火郁较久，脉象细弦，当用疏调药物，配合清法，或配合甘润。不可看火郁日久，即用滋腻，防其恋邪，以至后果不佳。

### （五）芳香宣化，苦温燥湿，少佐淡渗

湿郁则肺气不宣，三焦不得通畅，胸满闷而脘腹作胀，胃纳不甘，腰背酸楚，一身乏力，苔白腻，脉濡缓。用宣化、苦燥、淡渗法治之。

苏叶6g，霍香（后下）10g，佩兰叶（后下）10g，厚朴10g，半夏10g，杏仁10g，陈皮6g，滑石10g。

【加减法】湿病早期，无寒、热之偏盛者，即以宣肺利三焦为法，使气行则湿化矣。若湿邪郁久化热，根据热郁的程度、部位，酌情用药。在上焦可加防风6g、桑叶6g、菊花6g，兼以清上；在中焦以黄芩10g、黄连6g、栀子6g，以清化中焦湿热；若在下焦，即加黄柏6g、木通6g。若体质阳虚，气分不足，可加温化益气之品，如桂枝3g、干姜3g、细辛2g。若寒湿日久，阳气大虚，又当以温寒化饮为主，加附子6g、干姜6g。若确为气虚，参、芪亦可重用。

### （六）疏气导滞，以开其郁

情志不遂，运化失调，消化欠佳，饮食积滞不除，中脘闷满且胀，舌苔厚腻，脉象弦滑。用疏调气机，佐以消导方法。

苏叶6g，神曲10g，山楂10g，莱菔子10g，槟榔10g，枳壳6g，鸡内金10g，青、陈皮各6g。

【加减法】若食滞蕴久化热，可加川军粉（冲）1~2g。若食积气滞，脘腹胀甚者，加木香3g、香附10g、大腹皮10g。体质不足，中气已虚，可用香运疏通方法，如香砂枳术丸之类。

（七）疏肝理气，以缓胁痛

恼怒之后，胸胁刺痛，脘闷嗳气，胃纳不甘。用疏肝解郁方法。

南柴胡6g，当归6g，白芍9g，茯苓10g，香附10g，陈皮6g，佛手10g，薄荷（后下）2g，藕节15g。

【加减法】若肝郁化热，心烦汗出，大便干结时，可加苦泄疏气之品，药如川楝子10g、郁金6g。若气滞不舒，嗳噫脘胀时，加木香3g、砂仁3g、娑罗子6g。若胁痛较重，脉见弦滑，可用橘叶6g、绿萼梅6g，甚则用白檀香3g、紫降香3g。若属气机不畅，胃气上逆者，方中加旋覆花（包）6g、苏梗6g、片姜黄6g。

（八）清泄肝热，理气缓痛

肝郁日久，邪已化热，口苦胁胀，中脘堵满，溲黄便干，脉象弦滑略数。用清泄肝热、理气缓痛方法。

丹皮10g，炒山栀6g，柴胡6g，黄芩10g，川楝子10g，赤芍12g，茯苓10g，旋覆花（包）10g，代赭石10g。

【加减法】若肝木横伐脾土，脾不运化水湿，湿邪阻遏者，方中去代赭石、赤芍、黄芩，加陈皮6g、半夏曲10g、杏仁10g。若舌苔黄厚，滞热内蕴，加保和丸（布包）15g。

（九）泄肝火，清胆热，兼以通便

肝气郁结，气郁化火，两目红赤，心烦口苦，唇角干裂，大便干结，舌红口干，脉象弦滑而数。用清泄肝胆火热方法。

龙胆草6g，炒山栀6g，黄芩10g，柴胡6g，川楝子10g，生地12g，白蒺藜10g，吴萸1.5g，马尾连10g。

【加减法】若头目眩晕重时，加菊花10g、桑叶10g、钩藤10g。若大便干结，甚则便血，加芦荟（冲）1g、大黄粉（冲）1g。若血热皮肤发斑时，加白茅根30g、白头翁10g、生地榆10g、炒槐米10g。

（十）泄其肝热，潜其亢阳，以定眩晕

肝郁日久，阴分受灼，肝阳上亢，头痛较重，面赤心烦，舌红起刺，脉弦极而力弱。用泻有余、补不足方法。

羚羊角粉（冲）1g，钩藤10g，晚蚕沙10g，菊花10g，白芍15g，生地20g，竹茹10g，夏枯草10g，生铁落（先煎）30g，生石决明（先煎）30g。

【加减法】肝热当清，阴伤当滋，下元亏损当填补，肝阳过亢时，又当以潜镇为急务。还须静卧休养，以期早愈。

（十一）滋养肝肾，以定抽搐

久病体弱，阴血大亏，络脉失其濡养，胁肋时痛，按之则舒，心烦多梦，甚则四肢抽搐。用滋养肝肾方法，以定抽搐，仿滋水清肝饮之意。

木瓜 10g，钩藤 10g，白芍 15g，旱莲草 10g，女贞子 10g，生地 10g，何首乌 20g，生牡蛎（先煎）30g，五味子 6g。

【加减法】若阴不足而虚热上扰时，仍当以育阴为主，以阴复则热自祛。方中加阿胶（烊化）6g、玉竹 10g、熟地 10g。若热盛阴伤抽搐较重时，以凉肝柔养息风为主，忌用刚药。可加羚羊角粉（冲）0.5~1g、白头翁 10g、桑椹子 10g。

## 癫、狂、痫证（五法）

癫、狂、痫证全是神经系统疾患，但病因不尽相同，症状上亦有所区别。癫证或悲或泣，如醉如痴，言语有头无尾，秽洁不知，积年累月不愈。狂证发则猖狂刚暴，骂詈不避亲疏，登高而歌，弃衣而走，逾垣上屋。痫证发则昏不知人，眩仆倒地，甚至瘈疭抽掣，两目上视，或作六畜之声。

癫证多由情志不遂，气郁生痰，心窍受阻，或因惊恐，神失所守而致。狂证实为暴怒忿郁，肝胆气逆，五志化火，炼液成痰，蒙蔽清窍，扰乱神明而成。痫证虽多先天遗传，亦有后天形成者，这种病的发生，主要由于肝热痰火而成，治疗时，应求本用药，同时饮食方面及精神因素，都须考虑，并应特别注意。

引起痫证的原因很多，如脑炎、脑膜炎、脑肿瘤、脑寄生虫病、脑外伤、一氧化碳中毒、高血压脑病等皆能引起发作，这就是继发性癫痫。青少年在 20 岁以前发生癫痫病，多有家族癫痫史，此多属原发性癫痫。

（一）泄痰热，清胆火，兼以开郁

气郁化火，炼液为痰，痰火上扰，心窍不开，故言语无序，哭笑无时，甚则不知秽洁，脉多弦滑而实，舌苔老黄垢厚，发为癫证。治之当以清泄痰火郁热为法。

菖蒲 10g，郁金 6g，前胡 6g，醋炒香附 10g，苍术 3g，黑山栀 6g，神曲 12g，朱茯神10g，川楝子12g，明矾3g（打成小粒，药汤送下）。

【加减法】在早期着重于开郁，首先是改变引起情志郁结的环境；其次是对郁结进行治疗。根据郁结、郁热、郁火、痰热等不同情况，随证治之。中期或后期，必须以泄热化痰为主，一定禁食辛辣油重之味。

（二）清心热，泄痰火，以求神清

心经郁热，心烦躁动，自觉口鼻气热，神志忽明忽昧，口干舌红，尖部起刺，脉细弦小数。用清泄痰火方法。

莲子心6g，竹叶卷心3g，竹茹10g，蝉蜕6g，郁金6g，菖蒲6g，远志10g，丹参12g，茯神12g，珍珠母（先煎）30g，牛黄清心丸2丸（分2次服）

【加减法】若热郁阳明气分，口渴思凉，汗出，脉洪大有力。当以白虎法，先清气分之热，缓议清心化痰方法。若阴分不足，虚热上灼时，当以滋水育阴为治，可加生地10g、沙参10g、元参10g、知母10g、花粉10g。苦寒泄降之品暂时减用或不用。若老年患者，或素体阴虚，形瘦骨立，脉象细弦者，当用甘寒养阴方法，以沙参10g、生白芍10g、玄参10g、地黄10g为主药。

（三）平肝清热，苦泄痰火

狂证多因忿郁暴怒之后，痰火郁热，上蒙心窍，骂詈不避亲疏，两目红赤，舌红苔黄，脉象弦滑有力。可用平肝清热、苦泄痰火方法。

青礞石15g，生铁落（先煎）20g，黄芩10g，大黄粉（冲）1g，胆南星10g，菖蒲10g，远志10g，川贝粉（冲）3g，瓜蒌30g。

【加减法】狂证的早期，以郁为主时，治当解其郁结，使郁解热减而病可愈。若体质壮实，可用开郁祛痰泄热方法。若体质偏弱时，当于泄火之中佐用甘寒育阴之品。若患者湿郁较重，甚则湿中偏寒，即以开郁化湿祛痰为治，不可过用苦寒之品。

（四）泄火热，荡积滞，豁痰通腑

狂者体质强实，胃肠滞热较重，痰火上扰，大便干结，小溲赤热，脘腹胀满，舌苔黄垢且厚。治当泄火热，荡积滞，豁痰通腑法。

枳实6g，芒硝（冲）6g，生大黄9g，青礞石15g，黄芩12g，菖蒲6g，木香6g。

【加减法】若抽搐者，加羚羊角粉（冲）2g。狂证早期体质强实，苔黄垢厚，大便恶臭者，也可用本方。若神志不清者，可加紫雪散（冲）1.5g，或安宫牛黄丸1粒，或局方至宝丹1粒送服。若发病时间较久，正气不实，大便不干结者，切不可峻攻，亦不可过用苦寒，宜根据脉、舌，用清化痰浊，少佐解郁方法，仍须改变生活环境，节制饮食。若肝热较重，或抽搐发声者，用羚羊角粉（冲）2g，亦可代之以珍珠母（先煎）30g、钩藤10g、龙胆草3g、木瓜10g。

（五）清肝经风热，除内郁痰火，息风定搐止痫

痫证亦称癫痫，俗称“羊痫风”，本病发无定时，发则神志丧失，面色苍白，四肢抽搐，两目上吊，颈项强直，牙关紧闭，口流涎沫，发出六畜之声，苏醒后短时间头晕头痛，一日数发，数日一发，数月一发，数年一发者皆有之。休止期精神正常。原发性癫痫，多在青少年，有家族史；继发性癫痫，除脑病、中毒之外，多属于风热痰火一类的原因，可用清风热，除痰火，息风定搐方法。

钩藤12g，天竺黄12g，胆南星12g，全蝎（研冲）2g，蜈蚣1条，竹沥（冲）30g，珍珠母（先煎）30g。

【加减法】若舌苔老黄糙厚，大便干结者，必先通导肠胃，再清肝热，可用苦寒通腑，或间用消导之品。若久病体弱时，当考虑以养血柔肝，调和胃肠为法，不可用攻泄药物再伤其正。癫、狂、痫一类疾病，必要时应当请神经科医生多方面检查。中医治疗，一定要细致辨证，并设法改变不良的环境与习惯，才能收到满意效果。

## 厥证（五法）

厥包括昏厥和肢厥。昏厥，是指一过性昏倒，不省人事，面色苍白，经过一段时间后，逐渐苏醒，醒后无其他后遗症。肢厥，是指四肢厥冷。因为昏厥与肢厥在某些疾病中往往同时出现，故可以统称为厥证。在临床上，可分为气厥、痰厥、食厥、寒厥及热厥等类型辨证施治。

（一）宣郁泄热，以解其厥

素体强实，由于暴怒之后，气机一时逆乱，突然昏倒，口噤握拳，呼吸气粗，面色暗浊，口唇青紫，四肢逆冷，小溲赤热，舌红苔黄，脉象沉涩带有弦象。先用乌梅擦牙，并急刺人中、合谷、十宣等穴，再用冷开水调送苏合香丸半粒，以开其闭。如无苏合香丸，用下方亦可。

柴胡6g，芍药15g，枳实6g，甘草6g，菖蒲6g，牛黄清心丸2丸（分2次服）

【加减法】若脉象弦实，舌苔黄厚，大便秘结时，可先用承气汤急下通腑。

（二）疏调气机，以解肝郁

上证缓解之后，仍胸膈满闷，脉象沉涩。当继用舒展气机之品，以解肝郁。

苏子、梗各6g，旋覆花（包）10g，杏仁10g，郁金6g，生香附10g，青、陈皮各6g，白檀香3g，紫降香3g，川楝子10g。

【加减法】如热郁于内，脉象弦数，口干渴饮者，加生石膏（先煎）10g、花粉10g、瓜蒌30g。若体弱气虚者，檀香、降香、香附等散气之品皆应少用或不用，以代代花6g、绿萼梅6g代之。

（三）调气机，养气血，标本兼顾

体质薄弱，气血早衰，恼怒之后，气机不畅，一时昏厥不醒，口噤气促，面色青白，四肢逆冷，舌苔白腻，脉象沉伏。先用指压人中、合谷，继用温水调服苏合香丸1/4丸，或玉枢丹0.3g。虚人不可专用散气之品，半小时后再服人参粉3g以扶其正，再予八珍汤合逍遥散，养气血，调气机以善其后。

柴胡6g，白芍12g，当归10g，茯苓10g，党参10g，白术10g，炙草3g，旋覆花（包）10g，炙鳖甲（先煎）12g，生牡蛎（先煎）15g。

【加减法】若气郁较重时，党参、白术暂不用，仍须先以调肝为主。若热郁不解时，可加黄芩10g、栀子6g、川楝子10g。

（四）顺气豁痰，开郁解厥

体丰，痰湿素盛，忽然气闷痰鸣，昏厥不醒，脘腹胀满，舌苔垢腻，脉象弦滑有力。用顺气豁痰方法。

胆南星10g，天竺黄10g，钩藤12g，陈皮6g，枳实6g，半夏10g，郁金6g，苏子12g，生海石12g，莱菔子10g。

【加减法】若痰浊上蒙，头眩，可酌加晚蚕沙10g、炒皂角子6g。若有食滞化火者，可加大黄粉0.5g、元明粉（冲）1g。

（五）温经散寒，疏调气机

素体薄弱，天气严寒，头晕目花，甚则四肢逆冷，面青不渴，倦怠乏力，脉虚弱沉迟。此气血不足，阳气不能布达于四肢，可用温经散寒方法。

川桂枝10g，淡附片（先煎）6g，吴萸6g，干姜6g，党参10g，生牡蛎（先煎）15g，白芍 12g。

【加减法】若气血不足，寒邪过盛者，可加川椒 3g、肉桂子 3g，附片加至（先煎）10~20g。如气虚脉濡者，加党参至 30g、黄芪 30g。

## 痿证（四法）

痿证是指筋脉弛缓，手足痿软无力，或只是两足痿弱，不能站立。这与周身关节作痛的痹证迥然不同。

关于痿证之成因，《素问 · 痿论》说："肺热叶焦，发为痿躄"。并指出：五脏气热，都可以伤其所主，各自成痿，所以有筋、骨、脉、肌、皮五痿之称。由于湿热浸淫也能导致本病，所以《内经》里记载："湿热不攘，大筋软短，小筋弛长，软短为拘，弛长为痿。"《内经》里又有"治痿独取阳明"的说法，阳明为多气多血之经，又为宗筋之总会，阳明虚则宗筋纵，宗筋纵则不能束骨而利机关，故足痿不能用也。

### （一）甘寒润燥以缓肺叶之焦，苦甘清热而治宗筋之纵

肺热熏灼，阴津大伤，故称"叶焦"，多发生在温病之后。阴分大伤，心烦口渴，呛咳喉干，溲赤便结，舌红苔黄，脉象细数，或兼濡滑。治疗当以清热润燥方法。

百合 12g，玉竹 12g，麦门冬 10g，沙参 12g，杏仁 10g，花粉 12g，防风 6g，木瓜 12g，山栀 6g。

【加减法】若在热郁阶段，仍须加用疏风开郁之品，以治其火郁，俟郁热解，再行甘润清养之。若在早期，当用清化之品，后期必佐用活血通络之药。若有滞热之时，导滞化瘀通络必当应用，如：保和丸、赤芍、茜草、红花之类。

### （二）疏风化湿以活血脉，苦甘泄热缓其痿躄

外因雨湿浸淫，或湿热蕴郁不化，络脉失和，胸脘痞闷，身重面赤，小溲赤热，下肢痿软无力，大便不畅，舌白苔黄，脉象沉濡，按之略数。用清化下焦湿热方法，仿加味二妙散意。

苍术 6g，黄柏 12g，防风 10g，防己 12g，丝瓜络 10g，萆薢 12g，桑枝 30g，焦三仙各 10g，桃、杏仁各 6g。

【加减法】若在湿郁早期，以疏风祛湿为主，必须开肺气而利三焦，湿郁化则热自开泄。就是在湿热郁结之后期，也不可专用苦燥药，防其燥烈助热耗阴。

后期仍以活血化瘀为治，或养血活血，以养血通脉，祛其余湿。若有血瘀食滞，可加焦三仙各10g、大黄粉（冲）0.5g，既化滞又祛瘀，且泄热邪。

### （三）填精益髓以治其本，活血化湿兼调肠胃

老年肝肾两亏，或中年肝肾不足，湿郁不化，腰背经常酸痛，遗精早泄，头晕且眩，虚热枯痿，舌红口干，脉象细数。可用填精益髓方法，仿六味地黄丸加虎潜丸之意。

荆穗炭10g，防风6g，生白术10g，黄柏6g，赤、白芍各10g，芡实米25g，桑寄生15g，石楠藤15g，熟地黄15g，补骨脂12g。

浓煎，分3~4次服。

如服有效，当考虑用丸药缓调。

**附：丸方**

熟地60g，山萸肉20g，茯苓60g，山药60g，丹皮30g，荆穗炭30g，防风30g，龟甲胶30g，黄柏20g，赤芍60g，当归60g，苍、白术各20g，芡实30g，桑寄生60g，石楠藤60g，补骨脂30g，菟丝子30g，红花10g，茜草30g，炒地榆30g，生地龙60g，蛴螬10g，焦三仙各60g，玉竹20g，半夏30g，陈皮30g，砂仁10g，木香15g。

上药共研细末，用丝瓜络60g、桑枝100g、伸筋草60g、蜣螂10g，煎汤拌匀晾干，再研极细，加上肉桂粉10g拌匀，炼蜜为丸。每丸为6g，每日早、午、晚各服1丸，黄酒3g、白水适量送下。如遇感冒暂停丸药。每早活动，散步1~2小时。

### （四）养气血缓其痿软，祛湿痰兼以活络

久病气血双亏，筋骨痿软无力，再兼痰湿内阻，行动更为艰难。或病后、产后体质薄弱，血虚经络失养，阴虚相火内炽，血行不畅，久则筋骨痿软，下肢尤甚，脉象涩滞不畅，或沉细且弦，按之无力，略有数象。当考虑丸药缓调。

早服：十全大补丸9g。

晚服：知柏地黄丸9g。

**配膏滋药：附方**

党参60g，黄芪100g，茯苓60g，白术60g，炙甘草30g，当归60g，白芍60g，川芎60g，熟地60g，苍术20g，苡米60g，知母20g，肉桂20g，防风20g，补骨脂30g，川续断60g，杜仲60g，牛膝20g，萆薢30g，羌活30g，石楠藤60g，丝瓜络30g，桑枝60g，伸筋草30g，茜草30g，乳香6g，地龙60g，忍

冬藤 60g，红花 10g，苏木 20g，马鞭草 30g，片姜黄 30g，焦麦芽 60g，焦神曲 60g，鸡内金 60g，花槟榔 30g，泽泻 30g。

上药如法炮制，共入紫铜锅内，用武炭火，浓煎至气味相透，滤净渣滓，再将药汁浓煎，去其水分，浓缩至 1000ml 左右，再加肉桂末 3g、砂仁粉 5g、珍珠粉 3g，蜂蜜半斤，冰糖 500g 收膏，以滴水成珠为度。俟凉，放入玻璃瓶内，低温避光保存，每早服一羹匙，白开水化服。如病情有变化，或有新病等，皆暂停服。

## 痹证（六法）

痹者，闭也，是阻塞不通的意思。痹证是指外邪侵袭，痹阻络脉，而致周身肌肉关节疼痛、肿大、沉重一类的疾患。《内经》指出："风寒湿三气杂至，合而为痹也。其风气胜者为行痹，寒气胜者为痛痹，湿气胜者为著痹也"。又有从筋、骨、脉、肌、皮分为五痹者。这全是从邪气的性质或中人的部位浅深不同而定的。

### （一）祛风散寒以通其络，和络化湿而缓疼痛

行痹的症状，以肢体疼痛，痛无定处，游走不定，甚则关节肿大为特点，舌多白腻滑润，脉象浮数（或浮紧、沉紧等）。治疗必须以祛风为主，并与散寒、化湿、止痛相结合，仿防风汤意。

羌独活各 4g，桂枝 10g，当归 10g，防风 6g，秦艽 6g，葛根 10g，桑枝 30g，细辛 3g。

【加减法】若体痛较重，肢冷无汗时，加麻黄 3g。若寒邪较重，舌胖滑润，下肢逆冷时，加附片（先煎）6g、吴萸 3g、干姜 6g。若阳虚气弱时，加黄芪 20g、炙草乌 3g、党参 3g。

### （二）散其寒邪，化其湿郁，疏风拈痛

痛痹以关节疼痛为主，得热则舒，遇冷则急，皮肤不红，触之不热，溲清长，便溏薄，舌白滑，脉弦紧。用散寒祛湿，疏风拈痛方法。

麻黄 3g，桂枝 10g，川、草乌各 3g，细辛 3g，羌、独活各 3g，川芎 10g，红花 6g。

【加减法】若病人血压较高时，慎用麻黄，可改为苏叶 6g、鸡血藤 10g、乳香 3g 合用。若寒邪较重时，加重桂枝之量，再加肉桂子 3~6g。

（三）除湿郁以缓疼痛，祛风邪而活其络

着痹是肌肤麻木不仁，肿痛沉重，痛处不移，苔白滑润，脉象沉濡。此属湿邪留着，用除湿缓痛、祛风活络方法。

麻黄3g，桂枝6g，防风6g，苍、白术各12g，炒苡米30g，干姜3g，桃仁泥10g。

【加减法】若湿邪留着络脉者，必当重用疏风化湿，再加活络通达之品。如有积滞不化、湿阻络脉者，当以化滞活络方法，可加莱菔子6g、白芥子6g、焦麦芽10g、焦谷芽10g等。

（四）清邪热兼以疏风，活血脉而定痹痛

热痹关节红肿且痛，扪之灼手，得冷则舒，或起红斑结节，身热心烦，时或憎寒，甚则壮热口干，关节红肿灼热日重，痛不可近，咽红肿痛，甚则疼痛，舌质红，苔糙厚，尖红起刺，脉象弦滑而数。根据热之轻重，考虑用疏风清热、活血通脉方法。

防风3g，苍术3g，知母6g，桂枝木3g，荆芥6g，赤、白芍各10g，石楠藤15g，丝瓜络10g，桑枝30g，大黄粉（冲）1g。

【加减法】若是湿热痹在气分时，当用清热化湿行气方法，以使气行湿化。热重时用白虎加苍术汤；湿重时用宣痹汤加苏叶。若热在血分，可加茅根20g、炒地榆10g、炒槐花10g、鬼箭羽10g。若属滞热不清，以清化湿滞为主，方中加鸡内金、焦麦谷芽、花槟榔、六神曲等。

（五）祛瘀浊兼以化痰，活血脉以改畸形

关节肿痛日久，遇冷加重，竟致畸形。此血凝脉络，痰浊阻涩，气分不通，气血运行不畅之故，用祛瘀化痰活络方法。

南星6g，半夏10g，杏仁10g，苏叶、子各10g，莱菔子10g，白芥子6g，猪牙皂6g，桃仁6g，蛴螬3g。

【加减法】若体弱气虚时，可将药量减轻，或每日半剂，或每隔1~2日服1剂。若体质过弱，可于上方中加当归10g、生黄芪15g、赤芍10g、茜草10g、片姜黄6g。若湿痰蕴热尚重时，可于方中加大黄粉1~2g、鸡血藤20g、郁金6g。

（六）益气补虚以治其本，养血活络而缓疼痛

久病络脉失养，痹证络脉失和，正不足，气血虚，营虚肌肉失养，卫虚皮

肤枯涩，久则肌肉萎缩削瘦，可用养气血、活络脉方法，仿桂枝黄芪五物汤方。

桂枝6g，黄芪15g，党参10g，独活6g，川芎6g，当归10g，赤芍12g，熟地12g，牛膝6g，杜仲10g。

用养血益气药，首先一定要看清有无其他邪气阻塞络脉，如郁热、痰浊、气郁、食滞、瘀血等，必须先祛其有余，再调其脾胃，嘱其逐渐锻炼，令其血脉通畅，再行调补。

## 疟疾（四法）

疟疾由疟蚊传染，是传染病之一。在热带及环境卫生差的地区发病率高，北京地区，只有夏、秋季节发作。中医学认为是温邪阻滞，少阳枢机不利为患。疟发则寒热交作，先是毛孔栗起，继而呵欠乏力，接着寒颤鼓颔，寒从背与手梢开始，肢体酸痛。寒去则内外皆热，全身烧灼如焚，头痛如裂，面赤唇红，烦渴饮冷，胸胁痞满，口苦呕恶，终则遍体汗出，热退而解。有一日一发者，有间日一发者，也有三日一发者。中医对疟的认识，不是全凭找疟原虫为准，只要有症状，查不出疟原虫也可诊断为疟，常见的可分正疟、温疟、牝疟及疟母，一般用和解方法进行治疗。

### （一）和解少阳，以退寒热

正疟发作先是毛孔栗起，继而呵欠，寒颤鼓颔，从背部及指尖开始，寒去则内外皆热，身热如焚，头痛欲破，面赤唇红，烦渴饮冷，胸胁痞满，口苦呕恶，终则遍体汗出，热退身凉。脉象在发冷时见沉弦，发热时多洪数，汗出热退后脉转平静。治疗可用和解转枢方法。

柴胡9g，黄芩9g，青皮6g，厚朴6g，半夏10g，青蒿10g，草果6g，生姜6g，大枣5枚。

【加减法】若由暑湿寒滞互阻不化，荣卫失调，可用芳香宣化，苦温燥湿方法。若寒湿积滞较甚，湿遏热伏，舌白苔腻如积粉质绛者，可苦温与苦寒药物并用，温燥其寒湿，苦泄其郁热。

### （二）疏表清里，以退寒热

温疟定时发作，热多寒少，或但热不寒，烦渴时呕，得汗而解，舌质红尖绛苔浮黄，脉象弦滑且数。此暑热蕴郁，可用疏表清里方法，仿白虎加桂枝汤意。

生石膏（先煎）40g，桂枝 10g，知母 10g，粳米 30g，甘草 6g，草果 10g，槟榔 12g。

【加减法】若确属阳明热盛，方中石膏可加量至（先煎）60~90g。若苔白腻者，属湿郁，用寒凉药物宜慎，不可过量，防其遏郁湿邪。若有暑热，可先用芳香清暑定呕，余缓治之。

（三）温寒化湿，和解少阳，以退寒热

牝疟是暑季过食生冷，寒湿偏盛，阻于少阳，故寒甚热微，或但寒不热，乏力嗜卧，胸胁痞满，口干不欲饮，舌胖嫩，苔白滑液多，脉象沉迟，按之弦劲。用温寒化湿，和解少阳方法，以退寒热，宗柴胡桂姜汤意。

柴胡 10g，桂枝 10g，干姜 3g，黄芩 10g，半夏 10g，草蔻 6g，生牡蛎（先煎）15g。

【加减法】若有暑湿未解，脉象濡缓，头晕乏力，时作呕恶者，可加芳香祛暑之药，如藿香（后下）10g、佩兰（后下）10g、荷叶 6g、苏梗 6g。若寒湿、寒积较重，舌苔白厚，状如积粉，质不红绛，可加重温药之量，化滞攻积药如焦三仙、槟榔等亦可加入。

（四）逐瘀化痰，调和气血，软坚消痞

疟疾发病已久，胁下癥块，扪之有形，推之不移，名曰疟母，有时寒热往来，时发时止，脘腹不舒，形体日渐消瘦，面色萎黄，胃纳不甘，脉见细弱，沉取略弦。用逐瘀化痰、调和气血、软坚消痞块方法。仿鳖甲煎丸意。

炙鳖甲（先煎）10g，旋覆花（包）10g，赤芍 10g，苏木 10g，当归 10g，川芎 10g，焦山楂 16g，香附 10g，柴胡 6g，黄芩 10g，浙贝母 10g。

俟病状平稳，可配丸药缓调。

肝脾肿大的病人，应当以调和气血为法，并宜注意饮食寒暖，经常活动，锻炼身体，以宣通气血为主，切不可专以攻瘀化痞，与病无益。

# 温病证治

## 温 热 病

### 卫分证治（四法）

（一）辛凉清解，以退其热

风热之邪，侵袭肺卫，发热，头痛，微恶风寒，无汗或少汗，或汗出不彻，咳嗽，咽红或痛，口微渴，舌边尖红，苔薄白，脉浮数或数。用辛凉清解法以宣肺退热。

薄荷（后下）1.5g，前胡 6g，银花 9g，连翘 10g，淡豆豉 10g，牛蒡子 3g，芦根 20g，竹叶 3g。

【加减法】若身热头痛较重，舌苔薄白略腻，二便如常，咽不红痛者。方中加苏叶 6g，或加荆芥穗 3g。若咽红痛重时，加盐青果 6g、苦桔梗 6g、生甘草 6g。若热郁较重，脉滑数，口干渴者，加桑叶 10g、菊花 10g、白蒺藜 10g。若口干渴较重，阵阵有汗，脉象滑数有力者，可加生石膏（先煎）12g。若咳嗽较重，痰吐不多者，加杏仁 10g、浙贝母 10g、苏子 10g。

（二）辛凉宣肺，清肃止咳

风热之邪侵犯于肺，肺失宣降，身热不甚，但咳，口微渴，舌苔薄白，脉象数而略浮。用辛凉宣肺、清肃止咳法。

薄荷（后下）3g，杏仁 10g，桑叶 10g，菊花 10g，连翘 10g，苦梗 10g，芦根 20g，杷叶 10g，前胡 6g。

【加减法】若兼气分热，口渴汗出者，加生石膏（先煎）15g、知母 6g。若热甚口渴，加黄芩 10g、大青叶 15g、花粉 10g。若舌绛心烦，脉象细数，初入营分时，加玄参 15g、茅根 20g、生地黄 10g。若热入营分，舌绛脉细数，口干不甚渴时，去薄荷、前胡，加麦冬 10g、生地 15g、玉竹 10g、丹皮 10g、沙参 10g。

### （三）清润宣降，肃肺止咳

外感温燥之邪，消耗肺津，发热，微恶风寒，头痛，口渴，咽干鼻燥，咳嗽少痰，或干咳无痰，尿少色黄，舌尖边红，苔薄白而干，脉浮数而右部略大。当用清润宣降法，以止其咳。

沙参10g，浙贝母10g，桑叶10g，杏仁10g，香豆豉10g，炒栀皮6g，前胡6g，鲜梨1个（连皮去核、切片入煎）

【加减法】若干咳而痰中带有血渍时，加茅根20g、川贝母粉（冲）3g、黄芩10g。若干咳而痰黄且黏，难咯时，加炙杷叶15g、旋覆花（包）10g、黛蛤散（包）10g、瓜蒌仁20g。若舌绛，脉数而有力时，加生桑皮10g、地骨皮10g、玉竹10g、麦冬10g。若咳而胁痛时，加甜葶苈3g、金橘叶6g、大红枣5枚。

### （四）滋阴液兼以疏表，清温邪而退其热

素质阴亏，津液不足，又感温热邪气，重伤津液，发热，微恶风寒，头痛咳嗽，干咳心烦，口渴咽干，尿少而黄，舌红干瘦，脉象细数。津亏无以滋汗，汗源不足，故汗少或无汗。必须用滋阴解表方法，仿加减葳蕤汤。

生葳蕤10g，葱白6g，嫩白薇10g，苦桔梗10g，淡豆豉12g，前胡6g，炙草6g，沙参10g，杏仁10g。

【加减法】若口干心烦，脉象细数时，加生地黄15g、丹皮10g、麦冬10g。若舌绛口干，心烦有汗，脉数而有力，加生石膏（先煎）12g、生地15g、知母6g、花粉12g、茅根15g、芦根15g。若舌苔根黄且厚时，加焦三仙各10g、鸡内金10g，或加炙杷叶15g、保和丸（布包）15g。若津伤较重，唇干而裂时，加川石斛20g、西洋参粉（冲）3g。

## 气分证治（二十六法）

### （一）清宣肺热，化痰平喘

温热邪气内壅于肺，身热恶热，汗出口渴，咳喘气急，甚则鼻翼煽动，胸胁满闷，痰白黏稠或黄，舌红苔黄，脉象滑数。热灼肺津，炼液成痰，痰阻气道，故咳喘且热，必清肺化痰，以止喘咳。

麻黄1.5g，杏仁10g，生石膏（先煎）20g，生甘草6g，前胡6g，浙贝母10g，苏子10g。

【加减法】若肺热盛而痰黄黏稠时，加黄芩10g、瓜蒌20g、黛蛤散（包）

10g、生海石 15g。若血压较高，经常头眩者，去麻黄，加苏叶 10g、炙杷叶 15g。若恶寒重而无汗者，麻黄加量。若胸胁胀痛，脉弦滑有力时，加甜葶苈 3g、莱菔子 10g、白芥子 3g、冬瓜子 20g。若舌苔黄厚且垢时，加消导之品，如焦三仙各 10g、焦槟榔 6g、鸡内金 10g、皂角 3g。

### （二）清肺涤痰，逐瘀排脓，以定喘咳

风热外袭，痰热内结，热郁于肺，发为肺痈，吐脓血臭痰，喘息胸痛，舌苔黄腻，脉象滑数。用清肺涤痰、逐瘀排脓法。

苇茎（粗芦根）40~60g，薏苡米 20g，冬瓜子 30g，桃仁 10g，苦梗 20g，生甘草 10g，鱼腥草 20g，地丁 10g，犀黄丸（分服）3g。

【加减法】若热重脓成，脉象有力，方中加银花 20g、连翘 10g、黄芩 10g、败酱草 30g、川贝母（研冲）3g。若热减而痰血仍多，加赤芍 10g、白头翁 10g、片姜黄 6g、杏仁 10g、三七粉（冲）3g。若脓已排，气血不调，以调养气血为务，方中加当归 10g、赤芍 10g、白芍 10g、川芎 3g、茜草 6g、苏木 3g。

### （三）清肺热兼以润燥，肃喘咳而止痰红

燥热伤肺，发热头痛，干咳无痰，或痰少而燥，甚则痰中带血丝，喘息气急，鼻燥咽干，心烦口渴，胸胁疼痛，少气乏力，舌边尖红，苔薄黄而干，脉象细弦小数。此燥热耗气，肺津亏损之证，宜清肺润燥法。

沙参 20g，杏仁 10g，麦冬 10g，生石膏（先煎）10g，桑叶 10g，炙杷叶 15g，旋覆花（包）10g，瓜蒌仁 30g，阿胶（烊化）10g。

【加减法】若老年气分太亏，脉象轻取濡软，沉取弦细，舌苔尚润，方中加太子参 6g，或用西洋参粉（分服）3g。若燥势较甚，大便干结，舌绛干裂，加知母 6g、天冬 10g、郁李仁 10g、川石斛 10g。燥热阴伤，消化欠佳，舌苔老黄根厚时，加焦三仙各 10g、黛蛤散（布包）10g、黄芩 10g。

### （四）宣肺清暑，兼止咳喘

暑热犯肺，身热头晕，咳喘少痰，胸胁闷痛，心烦口渴，苔薄黄，脉数，两寸有力。用宣肺清暑方法。

前胡 6g，牛蒡子 6g，川贝母粉（冲）3g，马兜铃 3g，杏仁 6g，瓜蒌皮 10g，佩兰叶（后下）12g，桔梗 6g，桑叶 10g。

【加减法】若暑热在卫分，有恶寒发热，头晕恶心者，可加苏叶 6g、藿香（后下）10g，以疏表宣阳。若暑热夹湿，苔白胸闷时，加半夏 10g、陈皮 6g、茯

苓皮 10g、冬瓜子 30g。若小溲赤热，湿热互阻，水道不利，方中加用益元散（布包入煎）10g。

（五）宣郁折热，以畅胸阳

热郁于胸膈气分，或气分高热已解，余邪郁于胸膈，身微热，心烦懊侬，坐卧不安，胸闷欲吐，苔薄而略黄，寸脉较大。此余热扰于胸中，胃气失于和降，用宣郁折热方法。

炒山栀 10g，香豆豉 12g，前胡 6g，芦根 20g，竹茹 10g，半夏 10g。

【加减法】若气分郁热不解，卫气失和者，仍须疏调气机，可加苏梗 10g、杏仁 10g。若气分之热较重，心烦夜不入寐，方中加川连 3g、朱灯心 1g。若舌苔浮黄，根部略厚，热郁不解，积滞不消者，当加焦三仙各 10g，或保和丸（包）15g。

（六）凉膈泄热，兼以通腑

气分热邪，壅于胸膈，化火灼津，微兼腑实，身热恶热，烦躁不安，胸膈灼热如焚，唇焦咽燥，口渴，咽喉肿痛，口舌生疮，面红目赤，小便短赤，大便秘结，舌心干，四边色红，苔黄燥，脉数有力。用凉膈泄热通便法。

薄荷（后下）2g，黄芩 10g，山栀仁 6g，生甘草 6g，连翘 10g，川大黄粉（冲）2g，前胡 6g，杏仁 10g，芦根 20g。

【加减法】若胸膈闷堵，气机不畅，加苦桔梗 6g、枳实 6g、瓜蒌皮 20g。若大便干结，腹中不舒，舌苔老黄根厚，用大黄（后下）3~5g、元明粉（冲）3g、瓜蒌仁 30g。

（七）清痰热以消痞满，宽胸阳以散其结

热邪蕴郁，与痰水相结于胸中，身热恶热，头晕面赤，胸脘痞满，按之作痛，渴欲冷饮，饮不解渴，得水则呕，便秘溲短，舌苔黄腻而滑，脉象滑数有力。此属痰热结胸之证，可用清热化痰散结方法。

黄连 6g，瓜蒌 20g，枳实 4g，半夏 12g，旋覆花（包）10g，片姜黄 6g。

【加减法】若胸中气机阻滞甚者，加苦梗 6g、杏仁 10g、炙杷叶 15g。若舌苔白腻滑润，胸中堵闷，意欲太息，可加制厚朴 6g、佛手片 10g、苏梗 6g、藿梗 6g。

（八）清热生津，达热出表

手太阴肺与足阳明胃无形热邪弥漫，高热恶热，面赤心烦，或喘息气急，大渴饮冷，蒸蒸汗出，舌苔黄燥，脉洪大而数。可用辛凉重剂清热生津法，以达热出表。

生石膏（先煎）30g，知母 10g，生甘草 10g，粳米 30g，大青叶 15g，花粉 15g，芦根 20g。

【加减法】若高热汗出过多，津液大伤，脉大而芤，背微恶寒，或气喘短促，可于方中加沙参 30g，重者可加太子参 15g，或西洋参粉（冲）3g。若汗出过多，肺气大伤，微喘鼻煽，脉象沉弱者，可加党参 10g、五味子 10g，甚者加人参粉（冲）3g。

### （九）清涤暑热，益气生津

暑伤津气，气短似喘，倦怠神疲，身热汗出，口渴心烦，尿少而黄，舌红少苔，脉虚细无力。用清涤暑热、益气生津法。

北沙参 30g，石斛 10g，麦冬 10g，黄连 1.5g，竹叶 3g，知母 6g，甘草 10g，粳米 30g，西瓜翠衣 60g。

【加减法】若津气耗损较重者，可加沙参至 60g、太子参 10g，以两顾气津，甚则加西洋参（另煎兑入）6g。若舌红口干，心烦急躁，可加五味子 10g、生牡蛎（先煎）20g。

### （十）补气生津，敛阴固脱

气分高热，伤津耗气，导致正气欲脱，身热骤退，大汗不止，少气不足以息，脉微欲绝。若津血内乏，而气独浮于外，则脉亦见散大无根。急用补气生津，敛阴固脱方法，冀以挽回生机。

红人参 10~20g（另煎兑，或老山人参粉 3~6g 冲服），生黄芪 30g，麦冬 12g，五味子 10g，生牡蛎（先煎）30g。

若汗出过多，元气大伤，将欲亡阳，四肢逆冷，方中加淡附片（先煎）15g、黄芪加至 60g。

### （十一）攻热结以通其便，祛腑实而解神昏

温热邪气内踞气分，燥热伤津，阳明腑实，大便秘结，或下利清水，气味恶臭，腹满痛拒按，身热恶热，日晡潮热，神昏谵语，汗出口渴，小便短赤，舌苔黄厚干燥，甚则焦黑起芒刺，脉象沉实有力。此里实气滞，必当猛攻急下，泄热救阴，而求热退神清。

大黄（后下）6g，元明粉（冲）5g，全瓜蒌 30g，枳实 6g，大青叶 15g，

竹叶3g。

【加减法】若神志不清，谵语较重者，可加菖蒲6g、郁金6g、紫雪散（冲服）1~3g。若舌红且干，津液大伤，可加生地黄20g、麦冬15g、元参15g、连翘10g、芦根20g、茅根20g。

### （十二）增阴液以润其燥，苦咸寒而通其腑

素体阴亏，津液内乏，又患温病，阴分更伤，身热，口燥咽干，大便干结，舌苔焦黑，脉沉细弦。此阴不足而腑气实，阴愈亏而热愈炽，肠愈燥而阴愈耗，虚实夹杂，用滋阴攻下，增水行舟方法。

元参30g，麦冬10g，生地黄25g，沙参10g，知母10g，元明粉（冲）3g，大黄粉（冲）1.5g。

【加减法】若体质尚强实者，可加瓜蒌30g、郁李仁10g、焦麦芽10g。

### （十三）滋阴液兼益其气，祛腑实以解热结

温热内结阳明，应下失下，身热腹满，口燥咽干唇裂，倦怠乏力，精神萎靡，舌苔黄燥或焦燥，脉沉细无力。此腑实未去，而气阴大伤，用攻补兼施，标本两顾方法。

细生地15g，元参15g，沙参15g，麦冬10g，当归10g，白芍20g，元明粉（冲）1.5g，大黄粉（分冲）1.5g。

浓煎分2次服。第1次药后30分钟，加服人参粉3~6g。第2次药后30分钟，仍服人参粉3~6g。俟转矢气，为欲便也。

【加减法】若病人阴分大伤，舌瘦且干，可用西洋参粉3~6g代人参粉。

### （十四）攻下热结，宣肺化痰，以定其喘

温热夹痰内壅于肺，下灼大肠，表里同病，喘息胸闷，潮热便秘，痰涎壅盛，舌苔黄厚而腻，脉象沉滑数，右寸实大。肺气不降，则大肠腑气不通；腑实热结不祛，上迫于肺，更使肺气不降。肺与大肠，互为因果，遂成恶性循环，急当攻下热结，以降肺气，宣肺化痰，以通腑实，肺气得降，大便得通，其喘自平。

杏仁10g，瓜蒌皮20g，炙杷叶15g，生石膏（先煎）15g，生大黄粉（冲）2g。

【加减法】若属肺气不宣，气机失调，可加苏叶1~2g、前胡6g、生紫菀6g。若痰稠黄黏时，加远志10g、黛蛤散（包）10g、生海石10g、旋覆花（包）

10g、芦根 20g、茅根 20g。

### （十五）清化痰热以畅胸阳，攻下热结而通腑气

痰热壅滞胸脘，燥屎踞结大肠，痰涎壅盛，胸脘痞满，身热口渴，腹满便秘，舌苔黄燥，脉沉滑而躁。用清化痰热，攻下热结方法。

瓜蒌仁 20g，枳实 6g，半夏 10g，黄芩 10g，川连粉（冲）2g，元明粉（冲）2g，旋覆花（包）10g，杏仁 10g，大黄 3g。

【加减法】若舌苔黄厚且干者，加重大黄之量；若脉象沉弦而略弱时，可减大黄之量，加白芍 15g、黛蛤散（包）15g。若身热有汗，口渴心烦，脉象有力，可于方中加生石膏（先煎）20g，以清阳明之热。

### （十六）清泄膀胱以利小便，攻下热结而通大肠

阳明温病，下之不通，身热烦渴，腹满便秘，小便赤少，涩滞热痛，舌苔黄燥，脉象沉数。此属大肠热结，又兼膀胱热甚，水热互结之证，用清泄膀胱以利小便，攻下热结而通大肠方法。

生地黄 15g，赤芍 9g，黄芩 10g，黄柏 6g，元明粉（冲）2g，生大黄粉（冲）3g，滑石（布包）10g。

【加减法】若热炽阴伤，舌绛且瘦者，加知母 10g、白芍 15g、花粉 10g、茅根 20g。若心烦不寐，小溲赤痛者，加竹叶 3g、灯心草 0.5g、琥珀粉（装胶囊分服）1.5g。

### （十七）苦寒坚阴，清热止利

温热内迫大肠，泻利频繁，肛门灼热，苔黄脉数，用苦寒清热法，以坚阴止利。

葛根 10g，黄芩 10g，黄连 6g，生草 6g，灶心黄土（包煎）30g，白芍 10g。

【加减法】若腹泄较重，气坠不升，后坠里急者，当加升阳止泄之品，用荆穗炭 10g 为妙。若舌苔根厚且黄者，可加生大黄 2g、焦槟榔 10g、焦三仙各 6g。若气分郁结，少腹绞痛者，可加木香 6g、乌药 6g。

### （十八）清热生津攻下热结，佐用凉肝以息其风

温病气分热盛，高热汗出，口渴饮冷，舌苔黄燥，脉沉实弦数，日晡潮热，大便秘结，腹满痛拒按，并见手足瘈疭，颈项强直，甚则角弓反张。用本法以清气凉肝息风。

生石膏（先煎）15g，知母 10g，连翘 10g，瓜蒌 20g，元明粉（冲）2g，生

大黄粉（冲）2g，钩藤（后下）10g，菊花10g，僵蚕10g，丹皮10g，羚羊角粉（冲）0.5g。

【加减法】若体质薄弱者，仍需考虑阴分之不足。如舌绛干裂时，加北沙参10g、生地黄15g、元参10g。若体质强实，脉象有力，舌根黄厚，可加重大黄之量，或加用紫雪散（冲）3g。

### （十九）清宣胆热，疏理气机，以缓胁痛

阳明温病，热郁胆经，身热心烦，干呕口苦，两胁作痛。用清宣胆经郁热方法。

香豆豉12g，片姜黄6g，黄连6g，黄芩10g，旋覆花（包）6g，竹茹6g，半夏6g。

【加减法】若少阳胆经热郁较重，服上方后疗效不明显，可加柴胡6g、川楝子6g、蝉蜕3g。若湿滞气机，与胆热互阻，可加佛手片10g、绿萼梅6g、香附10g。

### （二十）宣燥热以清肺胃，泄其火而利清窍

燥热化火，上攻清窍，气血壅滞，耳鸣目赤，齿龈肿痛，咽喉肿疼，口鼻干燥，舌苔薄黄而干，脉象滑数。用清宣燥热方法。

薄荷（后下）1g，连翘10g，炒栀皮6g，桔梗6g，蝉蜕3g，生甘草6g，桑叶10g。

【加减法】若齿龈肿痛者，加白芷1g、防风6g、生石膏（先煎）15g、黄芩10g。若头晕者，加苦丁茶10g、白蒺藜10g、菊花10g。若目赤者，加木贼10g、晚蚕沙10g、竹叶6g、野菊花10g、赤芍10g。大便干者，加龙胆草5g。若咽痛者，加牛蒡子5g、黄芩10g、茅根20g、芦根20g。

### （二十一）清透热邪，以解温疟

温疟之发生，乃因邪热壅盛于里，阻滞经络，气血不得宣通，津液耗伤所致。症见但热不寒，骨节烦疼，苔黄脉数。用清透热邪方法。

知母10g，生石膏（先煎）30g，粳米30g，桂枝木10g，炙甘草6g，青蒿梗10g，芦根20g。

【加减法】若舌苔黄厚垢腻，胃肠滞热不清者，加焦四仙各10g、鸡内金10g。注：此处所论之“温疟”，非属能查到疟原虫之疟疾，乃指但热不寒、骨节烦痛之证。即吴鞠通《温病条辨）所说：“骨节疼烦，时呕，其脉如平，但热

不寒，名曰温疟，白虎加桂枝汤主之。”

### （二十二）疏风清热以畅气血，解毒消肿而定其痛

大头瘟或痄腮，初起恶寒发热，继则寒罢热增，头面红肿热痛，甚则目不能开，咽喉红肿且痛，口渴，舌苔黄燥，脉象数而有力。此风温时毒侵袭卫、气，用疏风清热解毒方法，以消其肿痛，俟热祛毒解瘀化，则病自愈矣。

薄荷（后下）2g，牛蒡子6g，桔梗6g，片姜黄6g，黄芩15g，酒川连3g（或马尾连10g），生甘草6g，元参10g，连翘10g，板蓝根10g，马勃3g。

外用如意金黄散15g，醋调外敷，保持湿度，以散热消肿。

【加减法】若初起寒热不退，热郁不宣者，当加用风药，如蝉蜕6g、防风3g。若热郁不开，大便不通，舌苔老黄垢厚，口气甚恶者，方中加大黄3~6g，或紫雪散（冲）1~3g。并禁服荤、腥、黏滞食物，只进稀粥。若热郁已开，火势急甚，肿势较重，红肿发亮，脉象弦滑有力者，即于方中去疏风之药，加清热解毒，凉血消肿之品，如赤芍10g、紫草10g、地丁草10g、花粉15g、蚤休10g、银花30g。若热势已减，肿势已消，皮肤湿疹加重，或流黄水，乃湿邪为患，忌食糖类食物，加二妙散以祛湿，并少入疏风之品以化湿，且可外用二妙散醋调敷。又有痄腮初起，在火郁阶段，医生不明“火郁当发，火热当清”之理，早期即过用凉药，反使火郁而腮肿不消，往往延至1~2月，切不可再用清热解毒之品，必须改用疏风通络，活血化瘀方法。若初期过服寒凉，以致腮肿如核者，用柴胡6g、升麻6g、蝉蜕6g、片姜黄10g、当归10g、川芎10g、杏仁10g、桃仁10g、夏枯草10g，以活血通络，软坚消肿。若腮肿经久不消者，改用咸寒破结，辛香通络，佐以化瘀之剂，方如：生牡蛎20g、昆布20g、海藻20g、旋覆花10g、夏枯草10g、金果榄10g、红花3g、苏木10g、大黄粉1~2g、乳香粉1~2g，后两味同研细面，装胶囊送服。若腮肿不消，但气血不足，体质薄弱者，可用养血益气，通络化瘀之品，方如：当归尾10g、赤芍10g、川芎20g、熟地15g、白芥子6g、麻黄2g、柴胡6g、黄芪10g、蝉蜕6g。

### （二十三）清气热以解温毒，凉营血而透丹痧

烂喉丹痧，是热毒壅滞气分，窜扰营分，消灼津液，故见高热口渴，烦躁不安。气分热毒壅滞，窜扰营分，血热充斥，弥漫肌肤，则肌肤潮红，密布细如针尖，高出皮肤，压之退色之痧点。热毒上攻，则咽部红肿疼痛，甚则腐烂，舌红苔黄，脉数。用清透热毒，凉营育阴方法。

蝉蜕6g，生石膏（先煎）30g，黄芩10g，生栀子6g，连翘10g，竹叶6g，生

甘草6g，银花15g，元参25g，丹皮10g，鲜芦、茅根各30g。

【加减法】若热郁血分，舌绛且干，丹痧不透，可于方中加犀角粉（冲）0.5g，赤芍10g，紫草10g，地丁草10g。若咽喉肿痛时，加六神丸60粒，每含5粒，每30分钟口含一次。若丹痧大致透齐，可于方中再加凉血育阴之品，如生地15g、石斛10g、花粉10g。

（二十四）清热生津，益气和胃，以退低热

气分证后期，高热虽退，但余热未清，低热口干，心烦胸闷，纳谷不香，气短神疲，舌红少苔，脉细弱略数。证属余邪未尽，气阴两虚，胃失和降，用清热生津、益气和胃法为宜。

竹叶3g，生石膏（先煎）9g，半夏10g，麦门冬10g，甘草3g，沙参30g。

【加减法】若年老体弱，中阳不足，脉象虚濡，舌胖苔白者，加人参粉（冲）1~2g。若舌苔黄厚，或根腻厚者，可加焦麦芽10g、鸡内金10g、香稻芽10g，以消滞畅中。

（二十五）滋润肺胃，兼以益气，退其低热

气分证后期，邪热已退，肺胃阴伤，津液亏乏，低热不退，口燥，咽干，或见干咳，舌红少苔，脉细略数。治用滋润肺胃，兼以益气方法，以退其低热。

北沙参10g，肥玉竹6g，冬桑叶9g，麦门冬10g，生扁豆10g，生苡米10g，生甘草3g，芦、茅根各30g。

【加减法】若虚热化火，舌绛口干者，可于方中少佐苦泄折热之品，如黄连3g。若阴虚脉细数者，可加地骨皮10g、青蒿梗3g、炙鳖甲10g，以清虚热。若阴虚化燥，咳而痰红者，加阿胶珠10g、羚羊角粉（冲）1g、干荷叶10g。

（二十六）益其气兼以育阴，培后天求其纳谷

气分证后期，邪热已退，气阴两伤，夜寐不安，气短乏力，胃不思纳，脉濡弱而按之细弦。用益气育阴方法，以培植后天，促其胃纳。

党参6g，天门冬10g，干地黄15g，砂仁1g，北沙参15g。

【加减法】若阴虚而血不养神，心烦不寐者，加用五味子10g、生牡蛎（先煎）20g。若气虚较甚者，可加茯苓15g、炙草10g。若气怯阳虚，下肢不温，舌白淡润，脉象沉弱迟缓者，加附片10~20g、桂枝木（或桂心）3g、生黄芪30g。

## 营分证治（九法）

### （一）清营透邪，养阴生津，以退夜热

热邪深入阴分，耗伤血中津液，身热夜甚，口反不甚渴，或竟不渴，心烦躁扰，甚或时有谵语狂躁，或见斑点隐隐，舌质红绛无苔，脉细小且数。营热伤阴，津液亏乏，用清营透热、养阴生津方法。

生地黄 15g，元参 10g，竹叶卷心 2g，麦门冬 10g，丹参 10g，连翘壳 10g，马尾连 3g，茅根 20g。

叶香岩说："入营犹可透热转气"。他的意思告诉我们：从舌、脉、色、症来看，热邪已入于营分时，切记不可就单纯以清营凉血为法，一定要根据其具体情况，在清营凉血的同时，配入宣畅气机之品来"透热转气"，使营分热邪透出气分而解。凡由于误治，或有兼证，医生没有查清，延误时日，患者正气渐差，本身没有能力透邪于气分者，一定要细查病情，详询病史，了解治疗经过，找出延误的原因，针对原因治疗。如：服药欠当（过寒、过腻、误泻、误补、误消、误用辛温劫阴之品……）、湿浊中阻、痰热不清、饮食积滞不化、燥屎内结、瘀血内停、郁热久闭……皆能阻遏气机，使营热无通达之路，治疗皆需"透热转气"。

### （二）清营而透达邪热，凉肝以息风定搐

身热夜甚，口反不甚渴，或竟不渴，心烦躁扰，甚或时有谵语发狂，颈项强直，手足抽搐，舌红绛而无苔，脉象细数且弦。此热邪深入营分，耗伤血中津液，肝热阴亏，血不养筋，筋脉拘急而动风，当用本法。

生地黄 15g，元参 10g，麦冬 10g，竹叶 3g，丹参 10g，黄连（研冲）3g，银花 10g，连翘 10g，钩藤 10g，丹皮 10g，羚羊角粉（冲）0.3g。

【加减法】若大便干，舌红绛，苔黄厚者，加紫雪散 3g 分服，亦可用绿雪 3~6g、瓜蒌 20g、元明粉（冲）1.5g。若神昏谵语，舌绛龟裂，脉象沉细而弦者，加安宫牛黄丸 1 丸（分服）。

### （三）凉营养阴，清泄膀胱，以利小便

热伤营阴，身热夜甚，心烦躁扰，时有谵语，又兼热郁下焦，阻滞气机，消灼津液，小便短赤，涩滞热痛，舌红绛而无苔，脉象弦细而数。以凉营养阴为本，并兼泄膀胱而利小便。

细生地15g，茯苓10g，麦门冬10g，丹皮6g，木通1.5g，竹叶1.5g，朱灯心0.5g，益元散（布包）10g。

【加减法】若气机不利，三焦不畅者，加杏仁10g、藕节10g、片姜黄6g、茅根20g。

（四）宣卫分以退寒热，凉营阴解毒透疹

风热外袭，肺卫失宣，发热，微恶风寒，咳嗽胸闷。营热内迫，则发为红疹，当以卫营两解方法。

薄荷（后下）2g，连翘10g，银花10g，竹叶3g，牛蒡子6g，芦根20g，大青叶15g，丹皮10g，元参30g，生地黄12g。

【加减法】若疹出不透，热郁舌红者，当加蝉蜕6g、片姜黄6g、僵蚕10g、焦山楂10g，以宣热透疹。若滞热内蕴，苔黄根厚，舌尖起刺者，可加清热化积滞之品，令其腑气通，滞热祛，则热自清而疹自透矣。用保和丸（布包）20g、水红花子10g、焦三仙各10g。若腑实甚者，可加生大黄粉（冲）3g。若热郁阴分，唇焦舌绛，方中可加紫雪丹3g，小儿减量。

（五）清气热兼以凉营，增津液解除两燔

高热口渴，心烦躁扰，舌红绛而苔黄燥，脉来滑数。气热未罢，营热又起，必须气营两清。

生石膏（先煎）30g，知母10g，元参15g，细生地18g，麦门冬15g，紫雪丹（分冲）3g。

【加减法】若阴液亏耗较重，可用大量甘寒育阴之品，酌加白芍10g、玉竹15g、石斛30g、天门冬15g。若高热神昏，痰鸣气粗者，当急投开窍豁痰之品，如方中加郁金、菖蒲各6g，煎汤送服安宫牛黄丸1丸，或局方至宝丹1丸，或神犀丹1丸皆可。

（六）清心热以凉营，豁热痰而开窍

热陷心包（即逆传心包），是温热邪气直接深入营分之重证。由于温热邪重，逆传入里，直犯心主，灼液成痰，蒙蔽神明，故身热灼手，痰壅气粗，四肢厥逆，神昏谵语，甚或手足瘈疭，舌謇短缩，质红绛苔黄燥，脉细滑而数。急用清心凉营、豁痰开窍方法，以求开窍醒神。

银花10g，连翘10g，元参15g，莲子心1g，麦门冬10g，竹叶卷心3g，前胡6g，僵蚕6g，郁金6g，安宫牛黄丸1丸（分服）

【加减法】若痰多者，加竹沥30g、生姜汁2~3滴（兑入）。关于“热陷”的解释：温病的“热陷”与内科杂病的“下陷”不同。杂病的“下陷”，是阳气不足，中气下陷，每用益气升提方法来治疗。温病的“热陷”是郁热不能从气分外解，内陷于营分，叶天士称其为“逆传”。“逆传”是形容邪热很重，来势又速，大有不可遏止之象，千万不能用升提药物助长其热，必须急用清心凉营，豁痰开窍之品，以求热退神安。

（七）清心热兼以豁痰，凉营分通瘀开窍

温病邪热内闭，灼液成痰，痰热内郁，蒙蔽心包，又兼营热血液瘀滞，闭塞心窍，身灼热，痰盛气粗，神昏谵语，言语不利，口唇爪甲青紫，舌质紫暗，脉象沉涩细弦。用清心豁痰、通瘀开窍方法。

前胡6g，僵蚕6g，连翘10g，银花10g，鲜生地24g，赤芍6g，丹皮10g，郁金6g，鲜菖蒲10g，鲜茅根30g，桃、杏仁各6g，安宫牛黄散1.5g（分2次冲服）

【加减法】若神昏较重，痰涎甚多，乃热邪重，痰火蒙蔽也甚，方中加竹沥（兑入）30g。若大便秘结，舌绛干裂，苔垢黄厚者，方中加生大黄粉（冲）3g。

（八）清心热而开窍，攻热结以通腑

热陷心包兼有腑实，气营两燔，身热肢厥，神昏谵语，舌謇而言语不利，腹满便秘，舌绛苔黄燥，甚则焦黑，脉沉涩，或沉细滑数。用本法治疗。

蝉蜕6g，僵蚕6g，片姜黄6g，丹皮6g，生地黄15g，竹叶3g，九节菖蒲10g，生大黄粉（冲）3g，安宫牛黄丸1丸（分2次，汤药送下）

【加减法】若气分热盛，口干渴而阵阵汗出，脉象滑数有力，可加生石膏（先煎）20g、知母10g、花粉10g。若舌苔老黄焦黑，大便干结，甚或数日不行，腹痛拒按，可于方中加大黄少量，再加瓜蒌仁30g、元明粉（冲）2g，并可加用甘寒育阴之品，如沙参15g、玉竹10g。

（九）芳香开窍，宣通气机，以苏昏厥

暑邪卒中人体，暑热内壅，蒙蔽心包，气机阻滞，卒然昏倒，不省人事，脉象沉伏或沉数。急用芳香开窍法，以速解昏厥，方用：至宝丹（或神犀丹）2丸，分2次，用鲜九节菖蒲根15g、鲜茅根30g、鲜芦根30g煎汤，加竹沥30g，拌匀送服。

若热势不重，纯属痰浊郁闭，气机不畅者，可先用苏合香丸半丸，化开灌入（或用鼻饲法），俟神志略清醒，而热象较显者，可改用至宝丹1丸灌入。

## 血分证治（九法）

### （一）凉血散瘀以除血热，养阴和营而止血溢

血分热毒炽盛，身热夜甚，躁扰昏狂，邪热灼伤血络，迫血妄行而致吐血、衄血，甚则便血、溲血，或发斑，舌绛紫，脉数。必用凉血散瘀、养阴和营方法。

广犀角3g，干地黄30g，赤、白芍各10g，丹皮10g，白头翁10g，茜草10g，紫草10g。

【加减法】若舌绛而紫，脉细口干，热郁阴伤较重者，加元参20g、藕节10g、石斛10g、知母10g。若口干舌绛，脉弱气虚者，加沙参15g、百合10g、三七粉（冲）1.5g。若血出较重者，不论齿衄、鼻衄、便血、尿血、发斑等，皆可于方中加云南白药1瓶，分4次服。凉血活血之药，常可选加：鲜茅根（30~60g）、丹皮、侧柏叶、槐花、地榆、鬼箭羽、白头翁、大小蓟、茜草、醋大黄等。见尿血者，常可加血琥珀末3g，装胶囊分服。关于童便的运用问题：古人每用于血证，我们临床亦用之凉血止血，确有疗效。一般取半岁至5岁小儿之尿，常以健康男孩为佳，先给饮白糖水200ml左右，经20~30分钟后尿量即多，可取用。

### （二）凉血逐瘀，以定发狂

由于热入血分，血热凝结成瘀，蓄于少腹，故身热夜甚，少腹窘急，甚或坚硬胀满拒按。热扰心神，故神志如狂。舌绛而暗，脉沉实或沉涩，全是气血闭塞而血行障碍之象。因其病在血分而不在气分，故小便自利。用凉血逐瘀方法，仿桃仁承气汤。

桃仁10g，大黄粉（冲）1g，芒硝（冲）2g，赤芍10g，丹皮10g，片姜黄6g，当归10g，桑枝20g。

逐瘀之法，不可屡用。药后热祛瘀化，病自恢复。若仍神志不清，当改清热凉营方法以善其后。

### （三）清暑邪以退其热，凉血分而止吐衄

暑热犯肺，血从上溢，身热口渴，咳嗽气促，咯吐痰血，头目不清，甚则

咳喘，气急鼻煽，神志昏蒙，或骤然吐衄，面色晦暗，脉虚大近芤或细数。一为暑邪伤气，一为阴分热极，当清暑与凉血并施。

干地黄20g，生白芍15g，丹皮10g，连翘10g，银花10g，竹叶3g，山栀6g，炙杷叶10g，黛蛤散（布包）10g，川连（研冲）3g，鲜茅、芦根各30g。

【加减法】若表邪未罢，可加淡豆豉10g。若吐血较多时，酌加犀角粉（冲）1g、三七粉（冲）2g。

### （四）清气分而退壮热，凉血分以化其斑

里热炽盛，气血两燔，壮热口渴，心烦躁扰，甚或昏狂谵妄，血从上溢则吐衄，血溢肌肤则发斑，舌绛，苔黄燥，脉数疾。必须用清气凉血化斑方法。

生石膏（先煎）30g，知母10g，生甘草10g，元参10g，干地黄30g，赤、白芍各10g，片姜黄6g，僵蚕6g，生地20g，广犀角（研细冲）3g。

【加减法】若大便干结，小溲黄赤者，可加紫雪丹（冲）1.5g。若热郁血分，斑闭不出，面色发青，夜热较重，神志不清，狂妄谵妄者，可加用菖蒲6g，送服局方至宝丹1丸。

### （五）清肝热以定其搐，开热郁而解昏狂

壮热神昏，躁扰狂乱，头晕胀痛，手足抽搐，颈项强直，角弓反张，四肢厥逆，舌绛，脉细弦滑数。乃血分热极，引动肝风之象，用凉肝息风方法。

鲜生地15g，生白芍15g，川贝粉（冲）3g，嫩钩藤（后下）5g，蝉蜕6g，片姜黄6g，连翘10g，竹茹10g，郁金6g，羚羊角粉（冲）1g。

【加减法】若服药后仍抽搐不止者，加紫雪散1.5g，分两次服。若热郁较重，神昏窍阻者，可先服十香返魂丹半丸，以清神志，继用凉肝息风方法以定其搐。

### （六）泻南补北以制其火，交通心肾求其寐安

温热邪气炽盛，阴液大伤，肾水不能上济于心，心火独亢，心肾不交，身热口干，心烦，躁扰不寐，舌红苔黄。用泻南补北方法，求其寐安。

黄连3g，黄芩10g，阿胶（烊化）12g，白芍15g，细生地15g，鸡子黄2枚（搅匀）。

【加减法】若口干较重者，可加知母10g、花粉10g、沙参10g、元参15g，

以滋水制火。若虚热上灼时，当加珍珠母30g，以潜镇虚热。

（七）滋阴以扶正，清透以祛邪

温热病后期，余邪深伏阴分，入夜身热，清晨始退，热退无汗，能食形瘦，精神倦怠，舌红少苔，脉象细弦略数。用滋阴清热方法。

青蒿梗10g，炙鳖甲（先煎）15g，细生地12g，知母10g，丹皮10g，沙参12g，川石斛10g。

【加减法】若阴虚较重时，仍以滋阴增液为主，可加生杭芍15g、麦冬10g、元参20g。

（八）补其阴而复其脉，滋肾阴以清虚热

温病日久，温热邪气损伤肝肾，真阴耗损，水不制火，虚热内生，身热夜甚，手足心热甚于手足背，口干舌燥，心悸，神倦欲眠，甚则神昏，或耳聋舌强，舌红少苔，脉虚大，或迟缓结代。用滋养阴液之品以清虚热，求其阴复热退。

炙甘草12g，干地黄15g，生白芍20g，麦门冬10g，北沙参20g，阿胶（烊化）12g，石斛10g，西洋参粉（分冲）3g。

【加减法】若阴虚而致阳欲脱，气不固表而汗出不止者，可于方中加生龙骨（先煎）20g、生牡蛎（先煎）20g，若脉虚大者，再加人参粉（冲）3g。若兼见大便溏泻者，于方中加生牡蛎（先煎）30g，兼以固摄止泻。

（九）滋肝肾填精补血，潜虚阳息风定搐

温热邪气消耗肝血肾精，周身津液枯竭，形体消瘦，皮肤干皱，唇焦舌痿，目框塌陷，目睛迷离，牙齿干枯而齿上积垢，呕逆声微，两颧红赤，心悸神昏，手足蠕动，甚或瘈疭，脉细小而弦，甚或微弱欲绝。是属亡阴危候，急用本法，或可挽生命于垂危。

生白芍20g，阿胶10g，干地黄20g，五味子6g，麦门冬15g，炙甘草12g，鸡子黄2枚（搅匀），生鳖甲（先煎）15g，生龟甲（先煎）12g。

【加减法】若气分不足者，加西洋参粉（冲）1~3g，或北沙参30g。若汗出不止，将欲虚脱者，加生龙骨（先煎）30g、人参粉（冲）3g。

# 湿　热　病

## 上焦湿热证治（七法）

### （一）辛宣芳化以疏表邪，苦温淡渗兼畅中下

湿邪困表，发热恶寒，头重昏蒙，其势如裹，身重疼痛，口淡不渴，胸脘痞闷，或呕恶纳呆，大便溏薄，舌苔白腻，脉象濡滑。当用辛温芳香以疏解表邪，苦温以燥湿畅中，少佐淡渗，以通利下焦水道。

藿香叶（后下）6g，苏叶 6g，白芷（后下）3g，半夏曲 10g，陈皮 6g，厚朴 6g，川连 3g，茯苓皮 10g，滑石 10g。

【加减法】若表邪不解，巅顶作痛，恶寒体痛时，加陈香薷（后下）3g、藁本 3g。若胸闷恶心，甚则呕吐时，方中加姜竹茹 10g、生姜 3g，半夏增至 12g。若呕吐较重，接近喷射样呕吐时，可先用玉枢丹 1g 研细，以生姜汁 10 滴，佛手片 10g 煎汤，俟冷送服，服后 30 分钟至 1 小时，再服汤药。若大便作泻，腹中时痛，可于方中加木香 3g、灶心黄土（包煎）30g、黄芩 10g。

### （二）辛香以解表邪，清凉而祛暑热

寒湿困表，暑热内蕴，恶寒发热，无汗，头疼，身痛困重，胸脘痞满，心烦口渴，小便短赤，舌苔薄腻而白，脉象沉濡滑数。当用辛香疏解以治寒湿外束，清凉宣透以祛暑热内蕴。

陈香薷（后下）6g，鲜藿佩各（后下）10g，大豆卷 10g，厚朴 6g，连翘 10g，芦根 20g，六一散（布包煎）10g。

【加减法】若中焦湿阻较重，胸闷脘痞，苔白润滑，大便溏薄时，加草蔻 2g、半夏 10g，以开郁化湿而畅中焦。若热邪较重，口苦心烦，急躁梦多时，加川连 3g、黄芩 10g、杏仁 10g。若湿郁中焦，消化欠佳，脘腹胀满时，加木香 6g、大腹皮 10g、焦三仙各 10g，以退其胀。

### （三）芳香宣化，苦温燥湿，分消走泄，祛其湿热

发热恶寒，头痛目重，周身酸软。午后热甚，面色淡黄，大便溏薄。此乃湿热邪气侵袭上焦，弥漫上下，郁阻表里，气机阻滞，脾胃升降失常，当用芳香苦燥、分消走泄法，仿三仁汤与藿朴夏苓汤意化裁。

藿香（后下）6g，厚朴 4g，半夏 10g，茯苓皮 10g，淡豆豉 10g，杏仁 10g，

白蔻仁6g，生苡米18g，滑石10g。

【加减法】若误服寒凉药后，湿遏气机，或凉阻中阳，三焦不畅，苔白滑润者，当先用辛香开郁化湿之品，方中加草蔻2g、菖蒲6g，以疏化开郁。若湿郁又兼食滞不化，舌苔黄腻根厚，吐痰黄黏且稠，当加肃降化痰兼以导滞之品，方中加用苏子10g、莱菔子10g、白芥子3g、焦三仙各10g。若湿邪郁遏，气机阻滞，胸闷腹胀，苔白腻根厚时，可加开郁化湿退胀之品，如大腹皮10g、木香6g、砂仁3g。若胸闷如痞，苔白不渴，脉象沉涩模糊，纯属湿郁肺气不宣，当用宣肺气以畅胸阳方法，加陈皮10g、苏叶6g、苏梗6g。

（四）芳香化浊，清凉涤暑，退热定呕

夏季外感暑湿邪气，肺气宣发功能失常，发热恶寒，汗出，咳嗽，头晕沉重，或见呕恶，时或泄泻，舌苔白腻，脉多濡数。可用本法治之。

佩兰叶（后下）12g，青蒿梗3g，连翘12g，竹茹10g，川黄连3g，茯苓皮10g，六一散（布包）12g，通草3g，鲜西瓜翠衣60g（水煎服，凉饮）。

【加减法】若呕吐较重时，方中加半夏12g、生姜汁3滴，或用玉枢丹3g研细末，用清水加生姜汁送服。若腹中痛，大便溏泻者，方中去佩兰，加葛根10g、灶心土（包煎）50g。

（五）芳香定其呕，苦温以化湿

夏秋湿热熏蒸，露天劳动，或起居不慎而感邪，身热汗出，头痛且胀，胸脘闷满，泛恶呕吐，甚则神识昏蒙，舌苔黄腻，脉象濡软。可用芳香苦温方法以化湿定呕。

藿香（后下）6g，佩兰叶（后下）10g，大豆卷10g，半夏10g，陈皮6g，厚朴3g，黄连3g，大腹皮6g，鲜荷叶3g。

【加减法】若湿阻胸闷者，加厚朴6g、杏仁10g、片姜黄6g。若恶心呕吐甚者，加灶心土（包煎）60g、黄芩10g。若因湿阻而寒热失调者，加木香6g、大腹皮6g、乌药3g、炮姜1g。

（六）清暑热兼化其湿，凉血分止其吐衄

暑热湿邪互阻上焦，损伤肺络，血从上溢，身热咳血，甚则吐衄，头目不清，口不渴，苔白滑腻。用清暑化湿、凉血止红为治。

佩兰叶（后下）10g，炒黄芩6g，鲜茅、芦根各30g，竹叶茹各3g，杏仁10g，前胡6g，川贝母粉（冲）3g，益元散10g（鲜荷叶1小张包），鲜西瓜翠衣 30g。

【加减法】若咳血较重时，加云南白药 0.5g，日 3 次。若兼肝热烦急，脉象弦滑有力者，加青黛粉（冲）3g、川楝子 10g、钩藤 10g、青竹茹 10g。若湿热重，脉濡滑数时，增加清暑化湿之品，如藕节 10g、荷梗 10g、马尾连 6g、茜草 10g、木通 2g。若离经之血未能化净，背胸痛者，加醋制花蕊石 10g，以化其瘀。

（七）芳香开窍兼化痰浊，开郁除热以醒神志

湿热郁蒸，酿成痰浊，蒙蔽心包，身热不扬，午后热甚，神识痴呆，时昏时醒，昏则谵语，醒则神呆，呼之能应，昼轻夜重，舌苔白腻或黄腻，脉濡滑或濡滑数。用芳香清凉、化痰开窍方法，仿菖蒲郁金汤。

九節菖蒲 6g，鬱金 6g，炒山梔 6g，連翹 10g，竹葉 6g，丹皮 6g，牛蒡子 6g，竹瀝（衝）30g，玉樞丹 2g（研、分衝），蘇合香丸 1 丸（分 2 次藥湯送下）

【加减法】若服苏合香丸之后，神志渐清，而脉象弦滑且数，舌红口干，此湿郁渐开，内热仍重，即用原方送服局方至宝丹 1 丸，分 2 次服。若痰浊郁热皆开，神志已清，舌苔垢黄而厚，大便不通者，可于原方加全瓜蒌 50g、元明粉（冲）2g、枳实 6g、焦三仙各 10g。若加以上药后，仍大便不通，苔黄垢厚，唇焦口臭者，再加用酒大黄 3~6g，以通腑泄火，或用紫雪丹（分服）1.5g。

## 中焦湿热证治（十六法）

### 湿重于热（八法）

（一）香以开郁，苦燥其湿，少佐消导，疏调气机

湿邪夹食滞郁阻中焦，脾胃升降失司，脘腹胀满，纳呆呕恶，大便溏滞不爽，舌苔白腻，脉象濡滑。必当香开郁，苦燥湿，展气消导，仿加减正气散意。

藿、苏梗各（后下）6g，厚朴 6g，杏仁 10g，陈皮 6g，茯苓皮 10g，大腹皮 10g，鸡内金 10g，焦三仙各 10g。

【加减法】若仍有发热恶寒之卫分证时，加苏叶 6g，或加淡豆豉 10g，以宣阳化湿。若舌苔黄厚糙垢，大便不通，脘腹胀满者，加焦槟榔 10g、大黄粉（冲）1g。

（二）宣通表里以化湿郁，疏调气机而退满胀

湿邪郁阻，内困脾胃，脘腹胀满，大便溏薄；外郁肌肤经络，周身沉重疼

痛。表里同病者，用宣通表里，疏调气机法。

藿香梗（后下）10g，大豆卷10g，厚朴6g，陈皮6g，木防己10g，茯苓皮10g，薏苡米10g，通草3g，大腹皮10g。

【加减法】若湿阻经脉，遍体疼痛较重者，加秦艽10g、桑枝30g。若表气不开，湿阻不化者，加苏叶3g、白芷3g、淡豆豉10g。若舌苔黄腻根厚，腹胀，气不宣通者，加焦三仙各10g、鸡内金10g、花槟榔10g。

（三）芳香以化湿郁，甘淡渗湿利尿，分消以畅气机

湿阻中焦，脾胃升降失司，气机不畅，阳气郁遏，久则酿热，小溲短赤，舌苔黄腻，脉象濡软，按之不清楚。用芳化淡渗方法。

藿、苏梗各（后下）10g，厚朴6g，陈皮6g，杏仁10g，茯苓皮10g，滑石6g，通草2g。

（四）清宣湿热以透白痦，淡渗利湿兼畅三焦

中焦湿热郁蒸，外达肌表，发热身痛，汗出不解，表情淡漠，胸脘痞闷，呕恶便溏，胸腹部发出白痦，舌苔黄腻，脉濡。用清宣淡渗方法。

淡豆豉10g，炒山栀5g，前胡6g，薏苡米10g，竹叶3g，白蔻仁3g，连翘10g，滑石6g，通草3g。

【加减法】若热重于湿，舌红口干者，可于方中加黄芩10g、生石膏（先煎）6g，以宣清并施，使热减痦透，病势必轻。若湿邪较重时，当以辛香宣解为主，方中可加藿香6g、佩兰6g、杏仁10g、冬瓜皮20g。

（五）祛湿清热，通络息风

湿热蕴蓄中焦，壅滞筋脉，筋脉失于濡养，拘急挛缩，而成动风，牙关紧急，四肢抽搐，颈项强直，甚则角弓反张，神识昏蒙，舌苔黄腻，脉濡。治用祛湿清热、通络息风方法。

大豆卷10g，秦艽6g，威灵仙10g，炒地龙15g，炒黄连5g，海风藤10g，丝瓜络10g，木瓜10g，六一散（布包）10g。

【加减法】若有暑邪不清，当加用芳香清凉药物以宣化暑湿，俟暑热清则诸症自减。若肝热重者，加钩藤15g，或羚羊角粉（冲）0.3g。若舌苔黄腻且厚者，加焦三仙各10g、鸡内金10g、香稻芽10g。

（六）苦辛温开郁燥湿，调募原行气破滞

湿热疫疠之邪侵袭人体，邪气伏于募原，憎寒发热，继则但发热而不憎寒，

日晡益甚，头身疼痛，胸闷脘痞，时作呕恶，苔白腻而中如积粉，脉弦数。用本法治之，以开达募原。

淡豆豉 10g，炒山栀 6g，槟榔 10g，厚朴 3g，草果仁 2g，知母 3g，赤芍 6g，黄芩 10g，焦三仙各 10g。

【加减法】若湿邪郁阻而中有积滞，舌苔黄厚根腻者，当温燥以开郁，苦泄以通便，方中加枳实 3g、大黄粉（冲）0.5g。若湿阻络脉，腰痛者，加独活 3g、防风 6g、桑枝 30g。

### （七）疏化升和，瘥后调理

中焦湿热减而未清，脾胃功能不复，胸脘痞闷，知饥不食，食不甘味，精神倦怠，舌苔白腻，脉象濡缓。可用疏化升和，乃瘥后调理法。

旋覆花（包）6g，木香 3g，砂仁 2g，枳壳 6g，生白术 3g，焦神曲 6g，香稻芽 10g，茯苓 20g。

【加减法】若胸胁痛者，加佛手片 10g、橘叶 3g、片姜黄 6g。若舌淡苔白润，脉象沉濡者，加太子参 3~6g，以观其后，视其动静，再议补正。病后调理，防其复发，是善后的主要方面，在湿热病后，更属重要。其调理不当而复发者，一般分三种情况：①食复：因过食而发热又作。②劳复：病后过于劳累，而发热又作。③感冒复：病后重感新邪而发热又作。均须根据具体情况，辨证施治。

### （八）温阳以化气，利水而消肿

湿热病后期，由于湿遏伤阳，温化失权，心阳衰微，火不制水，水寒之气泛滥。症见心悸头晕，肢冷身肿，舌胖嫩苔水滑，脉沉弱或沉迟。用温阳行水方法，仿真武汤意。

淡附片（先煎）6g，茯苓 15g，白术 10g，白芍 10g，生姜 3g，淡干姜 6g。

【加减法】若阳虚中气不足者，加党参 10g、生黄芪 20g、炙草 10g。若中气过虚时，可加人参粉（冲）3g。

## 湿热并重（四法）

### （一）苦以泄热，燥以祛湿，宣通三焦

湿热并重，郁阻中焦，升降失和，身热心烦，胸脘痞闷，恶心呕吐，大便溏泻，色黄味臭，舌苔黄腻，甚则糙垢，脉象濡数，或濡滑，按之小数。用燥湿与清热方法，仿连朴饮。

淡豆豉10g，炒山栀6g，前胡6g，川连6g，厚朴6g，半夏10g，菖蒲6g，杏仁10g，芦根20g。

【加减法】苦、燥、宣三法合用治湿热郁阻，要根据病情，随时加减，但三者不可偏废，更不可互相影响。若热邪盛者，先以苦寒为主；湿重时，可重用温燥药，但亦须注意其热，总以宣通阳气，畅达三焦为宜，俟阳通湿化，则热随湿减。

（二）清其郁热化其湿邪，通利三焦而退潮热

湿热并重，必以脾、胃为中心。升降分化无权，必弥漫三焦。湿热互阻，邪无出路，故潮热汗出，心烦口渴，胸脘痞闷，呕恶便溏，小便黄少，舌红苔灰白且垢，脉象濡数互见。当根据濡与数之偏颇，判断湿与热孰轻孰重，决定治疗重点。

淡豆豉12g，炒山栀6g，杏仁10g，滑石10g，黄芩6g，陈皮5g，马尾连10g，片姜黄6g，厚朴6g，半夏10g，通草3g。

本方乃杏仁滑石汤合栀子豉汤化裁而成。治湿热必当先宣而后清。因湿邪不宣，则热邪无由而出，故用栀、豉以先宣阳化湿，这是本人的看法，也是承先师之经验，用于临床是有一定疗效的。

【加减法】根据脉形，若濡软、沉濡、沉缓、沉弱者，仍以宣湿、燥湿为主。再根据兼脉，如弦、滑、数之程度，而判定热郁之浅深，斟酌加减用药。

（三）分消湿热以祛其邪，宣展气机而退寒热

湿热之邪郁阻三焦，气机滞塞，寒热交作，头晕目弦，脘痞腹胀，泛恶作呕，舌苔黄腻，脉象濡滑。气道不利，水道不通，可用分消湿热方法。

黄芩6g，马尾连10g，半夏曲10g，茯苓20g，竹茹6g，陈皮5g，苏梗10g，滑石10g，青黛粉（冲）2g。

【加减法】若湿郁中阳，恶心较重时，加生姜汁6滴（冲）。若胸闷脘胀者，可加草蔻3g、大腹皮6g。若湿阻下焦，气机宣畅失灵，可于方中加通草3g。若苔黄根垢时，可加焦三仙各10g、香稻芽10g，以助消导。

（四）清湿热，通血脉，宣痹止痛

湿热之邪郁阻骨节经络之间，而成湿热痹痛。症见壮热寒战，骨节肿痛，面色晦暗不华，舌苔灰腻或黄腻，两脉多属濡数。用清化湿热，宣痹止

痛方法。

大豆卷 10g，防风、防己各 6g，杏仁 10g，滑石 15g，连翘 10g，山栀 6g，半夏 10g，晚蚕沙 10g，赤小豆皮 10g。

【加减法】若湿邪闭遏较重时，可加重疏风药，如羌活 3g，或独活 2g，但不宜药量过多，恐其助热而病势加重。若肝热筋脉失养，可于方中加木瓜 10g、赤芍 10g、川萆薢 10g。若湿阻络脉，关节痛甚者，可加桑枝 30g、丝瓜络 10g、海风藤 10g，以宣痹而止痛。

热重于湿（四法）

（一）清胃热以泄阳明，燥脾湿兼解太阴

中焦阳明胃热炽盛，又兼太阴脾湿，症见高热汗出，烦渴饮冷，脘闷身重，舌苔黄腻而干，脉象洪大，按之略濡。此热重湿轻之象，治以清胃热兼祛脾湿方法，用白虎加苍术汤。

生石膏（先煎）20g，知母 10g，生甘草 6g，粳米 30g，苍术 10g。

（二）清泄湿热以畅三焦，通畅气机而利清窍

暑热夹湿，弥漫三焦，升降失常，身热面赤，头晕耳聋，汗出口渴，小溲黄少，胸脘痞闷，恶心呕吐，大便溏臭，舌苔黄腻，脉象滑数。当以泄湿热、利三焦为法。

滑石 10g，生石膏（先煎）15g，寒水石 10g，佩兰（后下）10g，杏仁 10g，银花 10g，竹叶、茹各 6g，通草 3g。

【加减法】若湿阻清阳不升，两耳失聪者，可加辛香宣窍之品，如晚蚕沙 10g、菖蒲 6g、郁金 6g。若上焦热郁较重时，可加马尾连 10g 或川连粉（冲）3g、半夏 10g、陈皮 6g。若舌苔垢腻且厚者，加焦麦芽 10g、焦槟榔 10g、鸡内金 10g、香稻芽 10g。

（三）清透少阳，分消湿浊，以利枢机

中焦湿热不解，郁阻足少阳胆经，卫阳不能宣发于表，郁热鼓动，邪正交争，故恶寒发热，其状如疟。本证乃热重于湿，故发热重而恶寒轻，午后热甚，心烦口渴。湿阻于中，故胸脘痞闷。胆失疏泄，其气横逆，故口苦呕恶，而两胁胀满。舌黄腻而脉滑数，皆热重于湿之象。可用清透少阳、分消湿浊方法。

青蒿梗 5g，竹茹 6g，半夏 10g，黄芩 10g，陈皮 6g，片姜黄 6g，碧玉散（布

包）10g，柴胡3g。

【加减法】若苔黄糙垢者，加黄连3g，或马尾连10g。若苔黄垢、根厚腻者，加焦三仙各10g、槟榔10g、枳实6g。若胸胁苦满，心烦急躁者，加旋覆花（包）10g、郁金6g、瓜蒌皮20g。

（四）清热利湿，以退黄疸

脾胃湿热不解，热重于湿，郁于肝胆，发为阳黄。周身面目黄染，鲜明如橘子色，但头汗出，齐颈而还，身无汗，腹满胁痛，食少泛恶，口渴，小便不利，苔黄滑腻，脉象濡滑，按之弦数。用清热利湿退黄方法。

大豆卷10g，佩兰叶（后下）10g，杏仁10g，茵陈蒿15g，炒山栀6g，生大黄粉（冲）2g。

【加减法】若湿邪较重，遍体酸楚，苔白滑腻者，可用疏风化湿药物，方中加防风6g、薄荷（后下）2g。若火郁偏重时，加马尾连10g、连翘10g、丹皮6g、银花10g、芦根20g。若舌苔黄垢，脘腹胀满者，可加用大腹皮、子各6g、焦三仙各10g、通草1g。若舌绛偏干，热入血分者，当加凉血清营之药，如白头翁10g、赤芍10g、茜草10g、焦山楂10g。

## 下焦湿热证治（五法）

湿重于热（二法）

（一）芳香化湿以开其窍，淡渗分消畅利三焦

湿重于热，阻滞膀胱，水道不通，气化不行，湿热上蒸，头胀不清，甚则如裹，神识昏蒙，时昏时醒，如呆如痴，口干呕恶，舌苔白腻，脉濡。用芳香开窍、淡渗利湿方法。

佩兰（后下）10g，菖蒲6g，郁金6g，杏仁10g，茯苓皮15g，生苡米15g，大腹皮10g，竹叶6g，通草2g。

煎汤代水送服苏合香丸半丸、至宝丹半丸。

【加减法】俟神识清楚，可减去苏合香丸及至宝丹，只服汤剂以善其后。若热邪偏盛时，增用苦药以折其热；若湿邪偏多时，根据湿阻部位，酌情加减为治。

（二）导浊通腑以畅气机，开郁化湿而宣清阳

湿滞大肠，气机闭塞，腑气不通，少腹胀满，大便不下，但并不燥结，或

通而不畅，头晕胀如裹，神识昏蒙，脘痞呕恶，舌苔白腻而厚，脉濡。当以宣清导浊方法。

佩兰（后下）10g，僵蚕 6g，蝉蜕 6g，晚蚕沙 12g，皂角子 6g，寒水石 10g，茯苓皮 15g，冬瓜皮、子各 20g。

【加减法】若舌苔垢腻且厚，脘腹胀甚者，加莱菔子 10g、大腹皮 10g、保和丸（布包）15g。若胸满堵闷，叹气则舒者，乃湿遏中阳之象，加半夏 10g、马尾连 6g、厚朴花 6g，以开郁结而畅胸阳。

热重于湿（三法）

（一）清利湿热，通调气机，凉血利尿，兼以止红

湿热下注膀胱，热重于湿，热盛津伤，水道不利，身热口渴，尿频而急，尿道热痛，淋沥不畅，尿液浑浊而黄，甚则热伤血络而尿中带血，舌苔黄腻而干，脉数略滑。用泄热利尿方法。

瞿麦 10g，滑石 10g，大黄 2g，炒山栀 6g，木通 2g，藕节 15g，生草梢 10g，荆穗炭 10g。

【加减法】若苔白腻者，乃湿阻肺气不宣之象，可加宣阳化湿药物，如苏叶 6g、杏仁 10g。

（二）导滞通腑以利胃肠，清化湿热而畅三焦

湿热停阻，气机不畅，食滞胃肠，脾胃升降失司，泛恶作呕，脘腹胀满，大便溏臭不爽，色如黄酱，舌苔黄腻，脉象濡数。用导滞通下方法。

大豆卷 10g，枳实 6g，楂肉 10g，槟榔 4g，厚朴 3g，川连 3g，六神曲 10g，连翘 10g，木通 3g，生大黄粉（冲）0.2g。

【加减法】若滞热较重者，以清热消导为主；若属湿热偏重时，当清化湿热方法，用药酌情加减。

（三）清热燥湿佐以升和，调气和营凉血止痢

湿热阻滞大肠，发为痢疾，身热口渴，下利频繁，腹中挛痛，里急后重，肛门灼热，气血壅滞腐败而便带脓血，舌苔黄腻，脉象滑数。用清热燥湿止痢方法。

白头翁 12g，秦皮 6g，黄芩 10g，马尾连 10g，黄柏 6g，白芍 15g，葛根 3g，木香 2g。

【加减法】若舌苔黄厚，根部垢腻者，当通导为主，兼祛湿邪，加大黄 3g、

香附6g。若舌苔白腻而滑，下利脓冻者，乃寒湿阻于肠胃，改用葛根芩连汤加炮姜3g、炒官桂3g、乌药6g。若有暑湿表邪未愈者，当加芳化疏化之品，如藿香10g、佩兰10g。

## 附一：清末太医院院使、先父赵友琴先生治疗温热病八法

### （一）辛凉清宣，苦甘泄热

风温邪袭肺卫，卫外失常，发热汗出，微恶风寒；肺失宣降，上逆作咳；风热上攻，则咽痛头疼；邪热伤津而口微渴，舌尖红，脉浮数。治以辛凉清宣，苦甘泄热法。

薄荷（后下）3g，连翘10g，银花10g，淡豆豉12g，竹叶3g，苦梗6g，生草3g，鲜芦根20g。

### （二）苦宣其郁，以解懊憹

温热邪在气分，热郁胸膈，身热不甚，心烦懊憹，坐卧不安，胸闷欲呕，苔薄而浮黄，两寸脉大。此气分余热尚存，郁于胸膈不得发越也，用苦味以宣郁热，用苦甘兼以折热。

栀子10g，淡豆豉12g，苦桔梗6g，牛蒡子6g，鲜芦根30g。

### （三）清暑热兼以益气，育阴津重用甘寒

暑热内迫，身热汗出，气短似喘，阵阵汗出，口渴心烦，尿少且黄，倦怠神疲，舌瘦且绛，少苔无津，脉象虚弱，按之弦细。此热盛津伤，气阴两亏之象，用清暑益气、甘寒育阴方法。

南北沙参各20g，麦门冬10g，黄连15g，西瓜翠衣60g，生石膏（先煎）10g，生甘草6g，竹叶3g。

### （四）疏风清热兼以凉血，活络化瘀解毒消肿

热毒蕴于气分，发热恶寒，头面两腮红肿热痛，咽红肿痛，舌苔黄燥，脉数有力。必当疏风清热、凉血化瘀，以通络缓痛。切不可纯用苦寒，防其寒滞血凝，络脉不通，致成痼疾，遥无愈期。

酒炒黄芩10g，酒川连6g，柴胡6g，前胡6g，炒牛蒡子3g，薄荷叶（后下）3g，元参20g，连翘15g，僵蚕6g，板蓝根15g，丹皮6g。

### （五）疏风邪兼以清热，开肺气宣郁透疹

风热内蕴，发为红疹，热郁当开，火热当清，治以疏风清热宣透方法，药宜清凉，不可过用升散，更禁辛温之品。

薄荷（后下）1.5g，蝉蜕 3g，赤芍 6g，芦根 20g，连翘 6g，前胡 3g，银花 6g。

### （六）清气热兼以育阴，凉营分而透丹痧

烂喉丹痧，咽红肿痛，甚则喉烂，遍体红晕，密布痧疹。治当清气凉营为法，虽可佐以宣透之品，以清热透邪，定不可升发提透，更忌辛燥走窜之类。

生地黄 30g，玄参 30g，蝉蜕 3g，僵蚕 6g，连翘 9g，银花 30g，生石膏（先煎）30g，知母 9g，鲜石斛 15g，鲜芦、茅根各 30g，安宫牛黄散（分冲）1g。

### （七）宣展肺气以开其郁，凉营透热而解神昏

温热邪在气分，服药过用寒凉，不唯热未能解，阳气反为寒凉所遏，郁而不展，身热不退，胸中堵闷，面色黧暗，神志不清，甚则谵语妄言，大便未解，小溲短少色赤，舌绛苔白，脉多沉涩，按之小细而数。必须宣展肺气以开其郁，凉营透热而解神昏。

薄荷（后下）3g，蝉蜕 6g，竹茹 6g，杏仁 10g，僵蚕 6g，连翘 15g，忍冬花 15g，片姜黄 6g，鲜茅、芦根各 30g，鲜九节菖蒲 20g（打烂，绞汁兑入），局方至宝丹 1 丸（分 2 次，汤药送服）

### （八）育阴分清营透热，祛暑邪凉肝息风

暑热炽盛，内逼营血，身热夜甚，口反不渴，心烦躁扰，时或谵狂，舌红绛且无苔，脉象细弦小数。肝热阴亏，筋脉失养，两目上视，颈项强直，角弓反张，热动肝风之象。用育阴清营、凉肝息风方法。

鲜佩兰（后下）12g，鲜生地 30g，沙参 20g，麦冬 10g，元参 30g，连翘心 15g，银花 15g，嫩钩藤（后下）15g，竹叶卷心 3g，丹皮 10g,，羚羊角 3g（先煎兑入，或羚羊角粉 1g 冲）。

## 附二：北京四大名医之一汪逢春先生治疗湿热病十法

### （一）芳香宣化法（上焦）

暑湿之邪迫于外，湿热秽浊蕴于中，头晕身热，漾漾泛恶，胸中气塞，脘闷咳嗽，周身酸沉乏力，小溲赤黄，舌苔白腻而滑。湿温初起之证，宜芳香宣化方法。

鲜佩兰（后下）5g，鲜菖蒲 8g，大豆卷 10g，鲜藿香（后下）5g，嫩前胡 3g，川郁金 6g，白蒺藜 10g，姜竹茹 10g，制厚朴 5g，川黄连（研冲）3g，通草 3g。

### （二）芳香疏解法（上焦）

暑湿外受，表气不畅，形寒头晕，周身酸楚，身热，肌肤干涩，恶心呕吐，腹中不舒，中脘满闷，脉象濡滑。法当芳香疏解，以退热定恶。

佩兰叶（后下）12g，广藿香（后下）10g，陈香薷（后下）5g，大豆卷 10g，制厚朴 6g，新会皮 3g，制半夏 10g，苦桔梗 6g，枳壳 6g，白蔻仁 5g，煨鲜姜 3g，杏仁 6g，太乙玉枢丹 1g（研细、分冲）

### （三）芳香化浊法（上、中焦）

暑热湿滞，互阻中焦，身热泛恶，呕吐痰水，胸闷，腹中阵痛，大便欲泄未得，心烦急躁，两目有神，口干不欲饮水，舌苔白腻。用芳香化浊方法以定呕降逆折热。

佩兰叶（后下）10g，藿香（后下）6g，制厚朴 6g，半夏曲 12g，川连 3g，大腹皮 10g，佛手 10g，煨姜 3g，保和丸（布包）12g，焦麦芽 10g，赤苓 12g。

上落水沉香末 1g、白蔻仁末 1g，二味共研装胶囊，分 2 次，汤药送下。沉香末以降其气逆，蔻仁末以化开湿郁。治若不当，即可转痢。

### （四）轻扬宣解法（上、中焦）

暑湿蕴热，互阻肺胃，身热头晕，咳嗽痰多，两脉弦滑略数，按之濡软。热在肺胃，法宜宣解；湿浊中阻，又需轻扬。

香豆豉 12g，炒山栀 6g，嫩前胡 3g，象贝母 12g，杏仁泥 10g，枇杷叶（布包）12g，保和丸（布包）15g，鲜芦根 30g。

### （五）宣肃疏化法（上、中焦）

暑湿热郁，蕴阻肺胃，咳嗽痰多，胸中满闷，大便不通，小溲赤黄，苔黄垢厚。可用宣肃上焦、疏化畅中方法。

前胡 3g，象贝母 12g，杏仁 10g，香豆豉 12g，山栀 3g，炙杷叶（布包）12g，保和丸（布包）15g，黄芩 10g，焦麦芽 10g，枳壳 3g。

### （六）轻宣清化法（上、中焦）

暑热偏多，湿邪略少，身热咳嗽，汗出口干，意欲凉饮，舌红苔黄，脉象细弦。用清解暑热、轻宣化湿方法。

薄荷细枝（后下）2g，佩兰叶（后下）10g，连翘 12g，炙杷叶 12g，白蒺藜 10g，前胡 3g，杏仁 10g，川贝母（研冲）5g，鲜荷叶 1 角，鲜西瓜翠衣 30g，益元散（布包）12g。

### （七）辛开苦降法（中焦）

湿热病，热郁中州，湿阻不化，头晕且胀，胸闷而周身酸楚，漾漾泛恶，大便不畅，小溲赤黄，苔白滑腻。用辛开其郁以利三焦，苦降其热以燥其湿，少佐淡渗分消。

白蒺藜 10g，佩兰叶（后下）12g，白芷（后下）3g，半夏 10g，杏仁 10g，黄芩 10g，黄连（研冲）3g，炒苡米 12g，白蔻仁 2g，赤苓 12g，滑石 12g。

### （八）宣化通腑法（中、下焦）

暑夹湿滞，互阻不化，小溲艰涩，大便不通，上则恶心呕吐，下则腹胀矢气。宜宣化降逆，展气通腑，一方两法，兼顾胃肠。

鲜佩兰（后下）12g，鲜藿香（后下）6g，香豆豉 12g，山栀 5g，新会皮 5g，佛手片 10g，槟榔 10g，杏仁 10g，前胡 6g，通草 3g，煨姜 2g。

酒大黄 0.5g、太乙玉枢丹 1g，二味共研细末，装胶囊分 2 次服，用佛手 10g、煨姜 3g 煎汤送下，药先服（此定呕法）。

### （九）泄化余邪，轻通胃汤法（中、下焦）

湿温后期，身热已退，症状大轻，余热未除，湿热积滞退而不净，大便不通，腑气不畅，腹中不舒，苔腻根黄厚。用本法泄化余邪而通其胃肠。

白蒺藜 10g，粉丹皮 6g，香青蒿 1g，枳实 3g，鲜杷叶 12g，保和丸（布包）15g，全瓜蒌 30g，知母 6g，炒苡米 12g，山楂炭 10g，杏仁 10g，茵陈 12g，白蔻仁末 0.6g。

生、熟大黄各 1g，二味共研细末，装胶囊分 2 次服，汤药送下。

（十）泄化余邪，甘润和中（中、下焦）

湿温初愈，邪退不净，中阳未复，阴分亦虚，运化欠佳，胃纳不馨，周身乏力，舌胖而淡，脉多濡滑缓弱。用泄化余邪，甘润和中方法，以善其后。病势向愈，饮食寒暖切当留意。

川石斛 12g，丹皮 6g，香青蒿 0.5g，甜杏仁 10g，建曲 12g，鸡内金 10g，冬瓜子 20g，茯苓皮 15g，生熟谷、麦芽各 12g，香砂枳术丸（布包）15g。

# 妇科证治

## 月经先期（二法）

（一）凉血分以和其营，坚其阴而止妄行

血得热则妄行，月经先期，量多，色深紫有块，血浓稠，烦躁，且夜寐不宁，舌红苔黄，脉弦滑数有力。用凉血和营方法。

细生地 12g，马尾连 10g，黄芩 10g，丹皮 10g，赤芍 10g，炒地榆 10g，炒川楝子 6g。

【加减法】若心烦口苦，痰中带有血渍，方中加竹叶 3g、白头翁 20g、白茅根 20g。若大便干结，小溲赤热，可于方中加大黄粉 0.5g、瓜蒌 10g、元明粉（冲）1g。若胁痛而胸中满闷者，方中加片姜黄 6g、柴胡 6g。

（二）益中气以扶后天，摄其血而安冲任

中气不足，脾气虚弱，统摄无权，月经先期而下，量多，色淡质稀，短气乏力，周身酸软，面色㿠白，胃纳不佳，阵阵汗出，舌胖淡嫩，滑润液多，脉象虚弱无力。用益气补中方法。

炙黄芪 20g，党参 10g，白术 10g，当归 10g，炙甘草 10g，茯苓 10g，醋柴胡 6g，桂圆肉 20g。

【加减法】若腹中时痛，当加肉桂粉（冲）1.5g、乌药 6g、川芎 10g。若阳气大虚，面㿠白无华，可加人参粉（冲）3g，或加用安坤赞育丸分服，或以汤药，配服参茸卫生丸、人参鹿茸丸之类。

## 月经后期（三法）

（一）温经脉，散寒邪，治在下元

血为寒凝，少腹微痛，得热则缓，面色苍白，四肢不温，月经后期，量少色暗，舌胖苔白腻且滑润，脉象沉紧或沉迟。可用温经散寒方法。

吴茱萸12g，当归10g，川芎10g，白芍15g，党参10g，粗桂枝12g，炒艾叶3g，炮姜3g。

【加减法】若苔白滑润，脉象沉伏，确为寒邪凝滞，当加重药量，或加淡附片3g、党参10g、乌药6g。若舌苔黄厚，大便难下，脘腹胀满，可加焦三仙各10g、木香6g、鸡内金10g。

（二）益其气兼以养血，安心神治在八脉

营虚血海不盈，月经延期来潮，色淡量少，经常头晕，甚则两目昏花，心悸不安，舌淡少苔，脉多细弱。用补养气血方法。

黄芪10g，党参10g，茯苓10g，白术10g，炙甘草10g，当归10g，熟地10g，川芎10g，白芍10g，肉桂3g，龙眼肉30g。

【加减法】若心悸气短时，加黄芪至30g、党参至20g，阿胶（烊化）10g。下元不足腰痛时，加桑寄生、杜仲、芡实米等。但一定要看脉舌有无湿象，如属虚中夹湿，切不可忽视其湿，而专用填补下元，防其腻滞留湿。若病久中气下陷，气不摄血，崩中漏下者，再加升阳固涩之品，如醋升麻、醋柴胡、桑螵蛸、乌贼骨、生牡蛎、五味子等。

（三）调气机以开其郁，和气血治在八脉

气帅血行，血随气运，气滞则血行不畅，故经来过期，每40~50天1次，量少，色正常或暗红，少腹胀痛不舒，胸胁苦满，甚则乳房胀痛，或掣及胁肋之间，舌质暗红或有瘀斑，脉象弦涩或沉涩不畅。必须行气以畅八脉。

乌药6g，苏梗10g，木香6g，香附10g，旋覆花（包）10g，片姜黄6g，元胡粉（冲）3g，丝瓜络10g。

【加减法】若郁滞而化热时，加用赤芍10g、丹皮10g、白头翁10g。若肝郁化热，心烦梦多者，加黄芩10g、柴胡6g、炒地榆10g。若胃肠消化功能不佳时，加焦三仙各10g、鸡内金10g、香稻芽10g。

## 月经过多（二法）

（一）清热凉营以止其血，苦泄坚阴求其成寐

阳热过盛，迫血妄行，经行量多，色深红，或紫暗黏稠，甚则成块，有恶

味。热郁血分，气道不利，故少腹时痛。热邪内灼，故面红口干，尿黄，大便干结，舌红苔黄，脉象滑数有力。可用清热凉血、苦泄坚阴方法，仿傅青主清经汤意。

细生地 15g，丹皮 10g，白芍 15g，黄柏 6g，地骨皮 10g，柴胡 6g。

【加减法】若湿郁者先治湿郁，因为热与湿结合，往往胶结缠绵，难解难分，若湿不去，热亦无法分离，所以必先祛湿，再行凉营。在治疗中，忌口问题切当注意，有时用药虽当，往往由于饮食失慎，影响疗效。血热者，辛辣油腻之品皆当忌食。

### （二）补中焦以益其气，扶脾阳治在冲任

中气不足，气不摄血，冲任失和，月事过多，色淡且稀，心悸怔忡，夜寐不安，疲乏无力，面色苍白，下肢不温，舌淡苔白，两脉虚濡。用补益中气方法。

白术 10g，党参 10g，黄芪 10g，当归 10g，炙甘草 10g，茯苓 15g，龙眼肉（先煎）30g，炮姜 3g，炒官桂 3g，清阿胶（烊化）10g。

【加减法】若经血淋漓不止，可加升阳药物，方中加醋柴胡 10g、醋升麻 10g、陈棕炭 10g 等。若血虚气弱者，可以在本方中加入净丝棉 1 小张（焙灰、冲服）。在气血不足时，一定也要注意疏调和血甚至化瘀，不然恐其留邪。

## 月经过少（三法）

### （一）养血益气以治其本，补心安神治在心脾

血海不足，经事量少，色淡且稀，面色不荣，头昏且胀，心悸而夜不成寐。用养血益气方法。

当归 10g，熟地 10g，川芎 10g，白芍 15g，白术 10g，太子参 10g，阿胶（烊化）10g，桂圆肉 30g。

【加减法】若血虚心悸不安时，加旱莲草 10g、女贞子 10g、料豆衣 10g、炒枣仁 10g。若中阳不足，胃纳不佳时，加党参 10g、炙甘草 10g、黄芪 10g、陈皮 6g、半夏 10g。

### （二）补益肝肾治在下元，养血和营从本治疗

肾虚下元不足，经血衰少，血色淡红，腰膝酸软，头晕耳鸣，舌暗红，脉沉细。可用补益肝肾方法。

当归10g，熟地10g，山药10g，补骨脂10g，桑寄生15g，淫羊藿10g，杜仲10g，山萸肉3g。

【加减法】若下元虚寒，下肢逆冷时，加仙茅10g、淡附片3g、吴萸4g、肉桂粉（冲）1.5g。病势好转之后，改用丸剂，或做膏滋药，每服1~2匙（参阅附篇“膏滋药方配制方法”）。

（三）疏气机以通其络，调八脉活血祛瘀

气血郁结，胞络受阻，月经衰少，色紫有块，少腹胀痛，舌质暗红，脉沉弦涩。用行气活血通络方法。

旋覆花（包）10g，元胡粉（冲）1g，当归10g，没药3g，刘寄奴10g，炮姜1.5g，炒官桂1.5g，桑枝30g。

【加减法】若气滞甚者，方中加用苏梗10g、香附10g、木香3g，或用片姜黄6g、白檀香3g、紫降香3g、丝瓜络10g。对血行滞涩者，也要根据热郁、气滞、寒凝及冲任失和的情况，从脉、舌、色、症各方面，详细分析，酌情选用相应药物。

## 痛经（三法）

（一）调气机以开其郁，活血脉化瘀拈痛

气行则血行，气滞血亦滞。气血运行不畅，少腹胀痛，经血壅滞，血色紫暗，甚则有块，或伴见胸胁胀痛，舌质紫，有瘀斑，脉见沉涩或沉弦。用行气活血方法。

柴胡3g，当归6g，川芎10g，赤白芍各10g，生地黄12g，木香6g，川楝子6g，元明粉（冲）3g，炒五灵脂10g。

【加减法】若气分郁滞为主，加旋覆花（包）10g、苏梗10g、砂仁（研冲）2g、白檀香（后下）3g。若湿邪阻遏时，加防风6g、杏仁10g、茅苍术10g、泽兰10g。若夹有食滞，加焦四仙之类。若气滞夹有寒凝，舌滑润，脉象滑缓或沉迟者，可用炮姜3g、乌药3g、紫降香3g，甚则加用炒官桂3g。总之，一定查究气滞根源，从本调理，决不可一见气滞就投行气破滞之品。

（二）温其寒以化湿郁，暖胞宫温通血脉

寒湿互阻胞宫，气机难以通行，血行不畅，少腹疼痛，经少暗红，带下绵绵，四肢清冷，舌白滑而润，脉沉紧。当用温寒化湿，温通血脉方法，仿当归四逆汤意。

粗桂枝10g，当归10g，赤、白芍各10g，艾叶6g，细辛1g，炮姜3g，苏叶、梗各6g，木通2g。

【加减法】若湿邪为重，舌滑润，腰酸腿沉，周身乏力，带下稀白，用升阳化湿为主，方中加用荆芥穗炭10g、防风6g、杏仁10g、赤苓10g。若湿郁不化，气机不调，中阳偏虚，当从升阳扶脾着手，方中加茅苍术6g、党参6g、桂枝6g、炮姜3g、防风6g。若脉沉迟，面色苍白，舌胖苔滑，下肢浮肿，寒邪凝固，下元早衰，加重温阳化湿之品，方中加附片10g、干姜10g、肉桂子6g、川椒目3g、艾炭3g、阿胶（烊化）10g。

### （三）益其气兼以补血，健脾胃治在后天

体弱气血不足，月经稀淡，面色㿠白无华，行经之后，头晕目花，后脑空痛，两耳鸣响，唇舌淡而舌胖有齿痕，苔白滑，脉虚弱，按之细。用益气养血方法。

黄芪10g，党参6g，白术10g，当归10g，炙甘草10g，熟地10g，川芎10g，白芍10g，粗桂枝10g，木香3g。

【加减法】若心气不足，阵阵惊悸，脉虚弱无力时，加炒枣仁10g、远志10g、合欢花10g。若心阴不足，心烦而夜寐梦多者，加首乌藤20g、丹参10g、生地10g，方中刚燥之品酌情减少。若属气分郁结，肝经有热，而阵阵躁动者，加川楝子10g、片姜黄6g、桑枝30g、白头翁20g。若阳气虚衰，而虚热上窜时，方中加生牡蛎（先煎）20g、珍珠母（先煎）30g，以平虚热。

## 闭经（四法）

### （一）填补下元滋养肝肾，养血益气以行其经

素质薄弱，肝肾两亏，冲任失养，经闭不行，面色晦暗，腰膝酸软，头晕耳鸣，舌淡苔白，脉象沉涩。用填补益气方法。

楮实10g，熟地10g，杜仲10g，枸杞10g，菟丝子10g，桑寄生15g，当归10g，茯苓15g。

【加减法】若虚热上炎，可于方中加生牡蛎（先煎）30g、珍珠母（先煎）20g。若属真火衰微，可加仙茅10g、淫羊藿10g、对蚕蛾3g、肉桂子6g。若

血虚大便秘结时，加旱莲草 10g、女贞子 10g、料豆衣 10g、沙苑子 20g、何首乌 15g。若气虚便秘者，加生白术 30g、升麻 3g、黄芪 20g、党参 10g，以益气通便。

（二）益气以补其阳，养血而护其阴

素体血虚，或失血之后，气阴皆亏，月经量少，色淡而稀，甚则经闭不行，面色苍白或萎黄，神气疲乏，头晕心悸气短，脉细弱无力。用益气养血方法，两顾阴阳，仿八珍汤意。

党参 10g，白术 10g，茯苓 10g，炙甘草 10g，当归 10g，白芍 15g，川芎 10g，熟地 10g，砂仁（研冲）2g。

【加减法】若阴分不足，口干不渴，舌绛尖红，脉细弦小滑者，可于益气补血之中，加清化肝热之品，如川楝子 6g、蝉蜕 3g、黄芩 3g。若苔黄垢厚时，加焦三仙各 10g、鸡内金 10g。

（三）理气机而调冲任，活血脉求其经行

精神抑郁，气分郁结，胸胁胀痛，经闭数月不行，少腹胀满且痛，面色暗浊，舌质紫暗，边尖有瘀斑，两脉沉涩带弦。用理气活血通经方法。

柴胡 6g，片姜黄 6g，香附 10g，赤芍 10g，川芎 10g，当归尾 6g，生地黄 10g，红花 6g，桑枝 30g。

【加减法】若药后气机已畅，血虚明显时，必以养血为务，不可只用攻瘀，若虚人有瘀则越攻越虚，永无愈期矣。若气虚为主，必须先益其气，补气则可行血。若只想通，则必不通矣。

（四）化痰湿以行气机，降浊逆而通血脉

胖人多湿，肥人痰盛，络脉遏阻，冲任不利，导致闭经，疲乏胸闷，腰腹酸困，带下绵绵，苔白腻而滑润，脉多沉涩或沉滑。用化湿导痰，宣畅气机方法。

旋覆花（包）10g，制南星 6g，皂角子 6g，半夏 10g，冬瓜子 30g，陈皮 6g，生香附 10g，大黄粉（冲）0.5g。

【加减法】若湿痰较重，可加疏风燥湿药，如防风 6g、莱菔子 6g、苍术 3g。若痰火郁热时，宜加清化痰火药，如栀子 6g、马尾连 10g、黄芩 10g、薄荷（后下）3g。若气滞不畅，脘腹胀满时，加白檀香 3g、紫降香 3g、枳壳 6g、佛手 6g，以疏畅气机。若属结核病而致闭经，当配合抗结核药物。

## 经行吐衄（一法）

清肝热兼以调郁，凉血分求其衄止。

肝经郁热，深入血分，每于经期，冲任失和，出现周期性吐血或衄血，伴有心烦，两胁胀痛，口苦咽干，舌红瘦，苔干黄，脉弦细小数。用清肝解郁凉血方法，宗丹栀逍遥散。

丹皮 10g，白头翁 10g，炒栀子 6g，柴胡 6g，黄芩 10g，牛膝 3g，赤、白芍各 10g，薄荷（后下）3g。

【加减法】若属火热横逆，大便闭结，脉弦滑有力者，加大黄 3g、元明粉 3g、丝瓜络 10g。若阴虚阳亢，虚火上炎，肺络受损，吐衄时作，头晕耳鸣，两颧红赤，脉细数者，可加养阴润肺，凉血止红药物，如沙参 10g、女贞子 10g、旱莲草 10g、炒地榆 10g、白茅根 30g。

# 儿科证治

## 急性上呼吸道感染（二法）

### （一）辛微温以疏表，苦甘寒泄其热

素有蕴热，外感新凉，身热咳嗽，阵阵恶寒，面色略白，脉象浮数。可用本方疏表泄热为治。

苏叶2g，前胡3g，杏仁3g，芦根10g，苦梗3g，生甘草2g，山栀3g。

【加减法】若表气闭郁，恶寒较重，身热无汗，苔白滑润，脉象浮紧者，可酌加辛温药，如荆芥、防风之类。若表闭时间较长，正气不足，两目无神，口唇色淡，服退热药后，四肢清冷，指纹色淡，汗出过多，此乃气分已虚，酌其虚情，可加入甘温益气之品，如太子参3g、黄芪5g。如症重时，可加党参3g、桂枝3g、生姜3g、大枣5枚。若舌苔略厚，当考虑消化不良，在解表药中加入消导之品，如焦麦芽3g、香稻芽3g、山楂3g、鸡内金3g，并当控制饮食。

### （二）辛凉清解，苦甘泄热

风热上扰，内蕴郁热，身热，咽红肿痛，鼻塞流涕，头痛咽痒，口干心烦，舌红，尖部起刺，苔浮黄，甚则垢厚。当用辛凉清解、苦甘泄热方法。

薄荷（后下）3g，连翘6g，银花6g，苦梗6g，芦根10g，生甘草3g，黄芩6g。

【加减法】若口干且渴，唇焦便干，阵阵汗出，脉滑数，指纹深紫，透过气关，舌红，尖部起刺，或黄垢苔而厚者，此热在气分，胃肠滞热，方中当加生石膏（先煎）6~10g、焦三仙各10g；热势较重者，可再加知母6g，或加用至圣保元丹1丸，分两次服。若舌苔黄厚，大便干，或稀而味恶臭者，可加清热通腑之品，如大黄粉（冲）0.5g。

# 肺炎（三法）

（一）宣风寒以开其闭，泄肺热兼以化痰

风寒外束，热郁于内，面色苍白，口鼻发青，唇焦口干，恶寒发热，无汗，咳嗽气急，甚则作喘，喉间痰鸣，苔白腻而质红，脉浮数或沉涩。用本法治之。

麻黄 1g，杏仁 3g，生石膏（先煎）6g，前胡 3g，浙贝母 6g，芦根 10g。

【加减法】若药后得汗而表解，痰热仍未尽除者，加清热化痰之品，如苏子 3g、莱菔子 5g、冬瓜子 10g。若表邪已解，内热较重，舌红口干，脉滑数，可以清热为主，酌情加化痰之药，如陈皮 1g、浙贝母 3g、黄芩 5g、蝉蜕 3g。

（二）清肺热兼以化痰，泄其火肃降止咳

肺炎表邪已解，仍然身热咳嗽，口干渴饮，咽红且痛，呼吸气促，夜不能睡，舌苔浮黄，脉象滑数。可用清肃化痰方法。

麻黄 1g，生石膏（先煎）8g，杏仁 3g，黄芩 6g，连翘 5g，浙贝母 10g，芦、茅根各 8g。

【加减法】若属热重，舌红，尖部起刺，指纹深紫至气关者，方中加知母 3g、花粉 3g、钩藤（后下）6g、天竺黄 6g。若痰火过盛，必以清泄痰火为主，可于方中合入泻白散及葶苈大枣泻肺汤方。药如桑皮 6g、地骨皮 5g、甜葶苈 2g、瓜蒌 10g，或加珠黄散（冲）1.5g。若热盛而神志不安，甚则作惊或抽搐时，当加用清心凉肝之品，如羚羊角粉（冲）1g，或紫雪散 0.3~（冲）0.5g。

（三）清痰火兼以化滞，泄肺热以平喘咳

高热烦躁，咳喘鼻煽，面部青紫，舌苔老黄，大便干结，或高热致惊，甚则抽搐。此乃食滞与内火互阻之象，急以清肺化痰导滞方法治之。

麻黄 1.5g，生石膏（先煎）12g，杏仁 6g，浙贝母 6g，鸡内金 3g，天竺黄 6g。

【加减法】若热盛便干惊搐者，方中加紫雪散（冲）1g。

## 附：丸、散、膏方

某些慢性病，不宜久服汤药，可用丸、散、膏剂缓缓调理，多能收效。兹将本人多年临床使用有效之方附列于后，以备参考。

（一）化痰湿、宣肺气、肃降定喘，消食滞、健脾胃、培土生金

慢性咳嗽气喘，脾肺气虚，由于饮食不慎，消化欠佳，脾胃运化失权，水、湿、痰浊互阻，用化痰湿、宣肺气、肃降定喘，消食滞、健脾胃、培土生金方法，配水丸缓缓图之。并宜节制饮食，增加体力锻炼。

**定喘水丸方**

云茯苓（连皮土炒）30g，制半夏30g，炙甘草15g，生、炒白术各30g，川贝母30g，远志30g，苦杏仁（去皮尖）30g，枇杷叶30g，鸡内金60g，苏子20g，香稻芽90g，焦麦芽60g，炒莱菔子30g，六神曲50g，佛手片20g，水炒竹茹30g，花槟榔30g，泽泻15g，新会陈皮20g，生、熟苡米各30g，生海浮石50g。

上药选配道地，如法炮制，研极细末，用海蜇头150g、荸荠150g、鲜梨（连皮去核切片）250g、大红枣30枚，共煎浓汤，拌匀为丸如小梧桐子大，滑石为衣。每日早、晚各服6g，温白开水送下。如遇感冒暂停。忌辛、辣、油重、过咸、过甜饮食。

（二）养肺阴、润肺燥、化痰止咳，调脾胃、助消化、兼治中焦

肺阴不足，燥热内生，咳嗽经久不愈，痰中有时带血，或有低热，心烦梦多，甚则消化不良，纳谷不馨，舌红唇干，脉象细数。用本法制膏滋药调治。

**补肺膏滋药方（梨膏）**

生紫菀20g，嫩前胡30g，炙百部30g，桑白皮30g，地骨皮30g，川贝母20g，上白术30g，云茯苓60g，制半夏30g，苏子30g，莱菔子30g，苦杏仁30g（去皮、尖），竹茹20g，新会皮30g，知母30g，冬瓜子60g，瓜蒌皮60g，生海浮石60g，远志30g，海蜇60g，荸荠30g，旋覆花30g，楮实子30g，紫衣胡桃肉30g，金樱子30g，五味子30g，甜葶苈20g，大红枣50枚，薏苡米60g，玉竹30g，鸡内金60g，香稻芽60g，焦三仙各30g，泽泻20g，花槟榔30g，银杏肉60g，橘络30g，阿胶（后加）60g。

上药选配道地，如法炮制，共入紫铜锅内，以武炭火浓煎，至气味相透，滤净渣滓，加鸭梨15枚（连皮去核切片）共煎，再去净渣滓，徐徐浓缩，加方中阿胶及白蜂蜜180g、冰糖80g，文火徐徐收膏，至滴水成珠为度。用瓷罐或玻璃罐收贮，俟冷加盖，放于阴暗处，防潮、防腐、防热。每日早、晚各服1汤匙，温开水化服。如遇感冒暂停。

### （三）平肝热、化湿郁、扶土抑木，调郁结、活血脉，以缓胃痛

肝郁日久，郁而化热，木郁侮土，脾胃受克，湿滞脘中，经常吐酸泛恶，每遇恼怒，胃痛即发，舌红苔腻，脉象弦急。用平胃散、失笑散、金铃子散合方化裁为散剂。用散剂者，以其能散郁化湿故也。

**胃痛散剂方**

金铃子 50g，炙元胡 20g，炒五灵脂 30g，生蒲黄 50g，苍术 20g，川朴 20g，炙草 20g，制半夏 30g，新会陈皮 20g，生香附 40g，陈香橼 20g，木香 10g，砂仁 10g，淡吴萸 3g，川黄连 20g，小青皮 10g，柴胡 10g，黄芩 20g，当归 20g，赤芍 30g，九香虫 10g，刺猬皮 30g，鸡内金 60g，焦麦芽 60g，焦山楂 80g，神曲 80g，炒香稻芽 60g，片姜黄 20g，茜草 30g。

上药选配道地，如法炮制，共研极细末，每 3g 为 1 包，每日早、午、晚饭后各服 1 包，温开水送下。如遇感冒暂停。

### （四）益气养血兼温命门，调理脾胃助其消化

治疗一般气血不足，体质衰弱，营养不良，或老年气血两虚，真元亏损，以长服膏滋药缓缓调补为佳。

**补气血调脾胃膏滋药方（苹果膏）**

党参 30g，黄芪 60g，上白术 60g，茯苓 60g，炙甘草 30g，当归 30g，熟地 60g，白芍 50g，川芎 30g，制半夏 30g，北秫米 100g，陈皮 30g，佛手片 30g，片姜黄 30g，金狗脊 60g，首乌藤 60g，旱莲草 60g，女贞子 60g，料豆衣 60g，鹿茸粉（后加）6g，肉桂粉（后加）6g，阿胶（后加）30g，砂仁粉（后加）10g，生苡米 100g，生山药 80g，白扁豆 80g，黑木耳 30g，胡桃肉 60g，芡实米 100g，冬虫夏草 60g，桑寄生 100g，香附 30g，鸡内金 60g，焦麦芽 60g，香稻芽 60g，山楂 60g，六神曲 60g，使君子 30g，泽泻 20g。

上药选配道地，如法炮制，共入紫铜锅内，以武炭火浓煎，至气味相透，滤净渣滓，加苹果 20 枚（去核连皮切片）再煎，去净渣滓，文火徐徐浓缩，加方中阿胶、鹿茸粉、肉桂粉、砂仁粉及白蜂蜜 180g、冰糖 80g，徐徐收膏，至滴水成珠为度。用瓷罐或玻璃罐收贮，俟冷加盖。放阴暗处，防潮、防腐、防热。每日早、晚可服 1 大汤匙，温开水化服。如遇感冒暂停。

### （五）养血益气兼运中焦，疏调胃肠促其吸收

素体虚弱，或久病之后，脾胃消化欠佳，气血皆瘀，营养不良。可用本膏

缓缓滋补，既补脾胃之阴，又扶中焦之阳，填补下焦命门，为滋补之良药。每冬服1剂，疗效甚佳。

**养血益气调补先后天膏滋药方（葡萄膏）**

全当归60g，生、熟地各40g，川芎60g，潞党参20g，云茯苓60g，上白术30g，炙甘草30g，新会皮30g，柴胡10g，赤、白芍各30g，旱莲草60g，女贞子60g，生山药60g，生苡米60g，建莲肉60g，生白扁豆60g，黄芪60g，大红枣30枚，桑寄生30g，金狗脊30g，防风30g，补骨脂30g，芡实米30g，黑桑椹60g，砂仁6g，金樱子30g，何首乌60g，肥玉竹30g，槟榔30g，佛手片30g，鸡内金60g，香稻芽60g，神曲60g，炒山楂60g，泽泻30g。

上药选配道地，如法炮制，共入紫铜锅内，以武炭火浓煎，至气味相透，滤净渣滓，加玫瑰紫葡萄2.5kg（去皮核）再煎。文火徐徐浓缩，加入阿胶60g、白蜂蜜180g、冰糖80g，徐徐收膏，至滴水成珠为度。用瓷罐或玻璃罐收贮，俟冷加盖。放于阴暗处，防潮湿、防腐、防晒。早晚各服1汤匙，温开水化服。如遇感冒暂停。

### （六）养血柔肝和络定搐，益阴折热以调其经

血虚阴亏，筋脉失养，每遇恼怒或情志激动，则四肢抽搐，月经衍期，脉弦细而数。用养血柔肝，益阴折热方法，配制蜜丸。并应忌恼怒，远抑郁，宽怀自解。

**养血调经息风蜜丸方**

柴胡20g，黄芩30g，当归30g，茯苓30g，赤、白芍各30g，旱莲草50g，女贞子50g，木瓜50g，生牡蛎60g，清阿胶60g，生地黄60g，川芎20g，钩藤30g，陈皮20g，半夏曲60g，桑枝100g，丝瓜络30g，郁金20g，生香附30g，木香20g，鸡内金30g，焦麦芽60g，焦山楂60g，砂仁10g，水红花子30g，苦丁茶30g，炒枳壳30g，茜草20g，生石决明60g，菊花30g。

上药选配道地，如法炮制，共研细末，以旋覆花60g、炙杷叶80g、鸡血藤60g、大红枣30枚，共浓煎拌匀，加蜂蜜为丸。每丸重6g，每早、晚各服1~2丸，温白开水送下。如遇感冒暂停。

### （七）养血开胃以培其本，佐用行瘀以调其经

妇女经血不调，以血虚为主者，可用本法配膏滋药，以养血调经，且能开胃进食，以培植后天，促其生化。